医疗卫生改革
与高质量发展案例研究

CASE STUDIES OF REFORM

AND HIGH–QUALITY DEVELOPMENT

IN MEDICAL AND HEALTHCARE INDUSTRY

王　冬　[葡]维吉尼亚·特里戈　**主　编**

[葡]尼尔森·安东尼奥　钱　怡　**副主编**

U0227140

科学技术文献出版社
SCIENTIFIC AND TECHNICAL DOCUMENTATION PRESS

·北京·

图书在版编目（CIP）数据

医疗卫生改革与高质量发展案例研究 = CASE STUDIES OF REFORM AND HIGH-QUALITY DEVELOPMENT IN MEDICAL AND HEALTHCARE INDUSTRY / 王冬，（葡）维吉尼亚·特里戈（Virginia Trigo）主编；（葡）尼尔森·安东尼奥（Nelson Antonio），钱怡副主编. —北京：科学技术文献出版社，2023.10（2025.2重印）

ISBN 978-7-5235-0914-2

Ⅰ.①医…　Ⅱ.①王…　②维…　③尼…　④钱…　Ⅲ.①医疗保健制度—体制改革—研究　Ⅳ.① R197.1

中国国家版本馆 CIP 数据核字（2023）第 211387 号

著作权合同登记号　图字：01-2023-5092

医疗卫生改革与高质量发展案例研究

策划编辑：杨　杨　　　责任编辑：张瑶瑶　　　责任校对：张永霞　　　责任出版：张志平

出　版　者　科学技术文献出版社
地　　　址　北京市复兴路15号　邮编　100038
编　务　部　（010）58882938，58882087（传真）
发　行　部　（010）58882868，58882870（传真）
邮　购　部　（010）58882873
官 方 网 址　www.stdp.com.cn
发　行　者　科学技术文献出版社发行　全国各地新华书店经销
印　刷　者　北京虎彩文化传播有限公司
版　　　次　2023 年 10 月第 1 版　2025 年 2 月第 2 次印刷
开　　　本　787×1092　1/16
字　　　数　231千
印　　　张　13.25
书　　　号　ISBN 978-7-5235-0914-2
定　　　价　48.00元

人类健康问题是全球性问题，医改是全世界难题。各个国家都在致力于向广大国民提供价廉、质优、可及的医疗服务，但没有一个国家的医疗制度模式能够给出完美的答案。我国同样在医改的道路上不断探索，2009 年，中共中央、国务院发布《关于深化医药卫生体制改革的意见》，拉开了新医改序幕，把"建立健全覆盖城乡居民的基本医疗卫生制度，为群众提供安全、有效、方便、价廉的医疗卫生服务"作为长远目标。我国将人民健康放在优先发展战略地位，10 余年来，特别是党的十八大以来，坚持保基本、强基层、建机制的基本原则，坚持统筹推进、突出重点、循序渐进的基本路径，全面推进医改向纵深发展，探索出破解医改这道世界性难题的"中国解法"，为全球医疗卫生事业发展提供了"中国方案"。

　　随着"健康中国"战略的深入推进，我国急需大量既能立足中国国情，又具有国际视野的复合创新型公共卫生政策与管理人才。而长久以来，我国医疗卫生管理领域的管理者普遍存在着职业化程度不高的问题，特别是高层管理者的学历背景单一，以医学相关专业居多。虽然他们具有扎实的医学知识和丰富的管理实践经验，但缺乏国际化、现代化、体系化的管理学学习与研究训练，制约着医疗卫生事业高质量发展。同时，我国也有相当多管理专业背景的医院管理者，但他们由于缺乏对医疗卫生专业的深刻了解，同样难以适应医疗卫生事业高质量发展的需求。

　　中国特色社会主义进入新时代，党的十九大报告指出社会主要矛盾已经转化为人民日益增长的美好生活需要和不平衡不充分的发展之间的矛盾。在这一现实背景下，如何推动我国医疗卫生事业高质量发展，培养高素质国际化医疗卫生人才显得尤为关键。为了切实破除医疗卫生管理领域的管理者懂医（药）不懂管理或懂管理不懂医（药）的困境，贯彻以人民健康为中心的大卫生、大健康的理念，更好地满足医疗卫生高质量发展的需要，满足人民群众健康新需求，2009 年，南方医科大学与葡萄牙里斯本大学学院合作开办我国首个、目前唯一获教育部认证，针对医疗卫生行业高层管理人员的公共卫生政策与管理方向的中外合作办学博士学位项目，开展中外合作高层次卫生管理人才培养的探索。

　　在该项目的合作办学过程中，始终围绕为我国培养一流国际化医疗卫生管理人才的宗旨，整合南方医科大学医疗卫生优势学科和葡萄牙里斯本大学学院的管理学深厚学科资源，强化项目质量保障体系，坚持每年 25 名的招生数量，开展精英化、国际化教学。

经过 13 年的发展，该项目已经形成鲜明的医疗卫生行业特色、理论与实践相结合的国际化联合培养模式，成为国内知名的医药卫生界人士国际化学习平台。该项目至今共招收培养 12 期 300 余名学员。学员遍布我国各地，主要为医疗卫生机构、药品或医疗器械研发生产和流通企业、卫生行政主管部门、医科院校等相关领域的高层管理人员。其博士学位的学术研究聚焦中国热点、难点问题，如医院战略发展规划、新型医疗模式、医护人员绩效评估、远程医疗、公立医院公私合营模式研究、医疗质量控制、医院文化建设、健康养老等，涉及整个医疗卫生系统运作中的困境问题，涵盖了新医改背景下医疗卫生领域各个子系统的实践探索和成果经验。

为了展示该项目的培养成果，更为了把博士学员们的研究案例分享给有志于我国医疗卫生体制改革的实践者，特把已毕业博士的学位论文的案例研究精简编辑成册。本书为第一册，共包括 10 个案例，涉及医院战略发展、医院文化和服务体系构建等。我们希望本书能够为卫生行政部门、医院管理者、卫生管理学术研究者提供有价值的参考，推动医疗卫生事业高质量发展。

Foreword

As health care is a global issue, reform of medical and health care systems is a concern for the international community. Each country is expected to provide affordable, high-quality, and accessible medical and health services to the public, but can hardly offer a perfect answer. China is also embarking on the journey of medical reform exploration. In 2009, the Chinese government promulgated the *Opinions on Deepening Reform of the Medical and Health Care Systems*, setting off a new round of reforms in this regard. The Opinions identified the long-term goal of "putting into place basic medical and health care systems covering both urban and rural residents, and ensuring that every resident has access to safe, effective, convenient and affordable basic medical and health services". China gives top priority to people's health in its development strategy, and for more than a decade after the 18th National Congress of the Communist Party of China (CPC), China has deepened the medical reform across the board in the principle of ensuring basic services and establishing effective mechanisms for improving such services at the grass-roots level. Following the path of coordinated advancement, highlighting key points, and fostering a gradual implementation, China's reform aims at providing a "Chinese answer" to solve one of the most pressing world problems and a "Chinese solution" for the development of global medical and health care undertakings.

With the in-depth advancement of the "Healthy China" strategy, there is an urgent need for a large quantity of multi-disciplinary and innovative talents informed of both China's national conditions and international mindset in the field of public health policy and management. In general, China's administrators of medical and health care industries lack a high degree of professionalization, particularly in what concerns most senior administrators graduated from medical-related majors. Despite rich medical knowledge and practical experience in management, they are struggling to roll out the medical and health care due to the shortage of modern and systematic management learning and research training. Moreover, it is challenging for hospital administrators with management professionalism to understand the medical and health professions holistically, jeopardizing their adaptation to the needs of the high-quality development of medical and health care.

The Chinese people have ushered in a new era of socialism with Chinese characteristics.

The *Report of the 19th National Congress of the CPC* pointed out that, at the present stage, the principal contradiction in Chinese society concerns the ever-growing needs of the people for a better life and the unbalanced and inadequate development. High lighting the importance of nurturing high-quality international medical and health practitioners to boosting the high-quality development of China's medical and health services. In order to effectively resolve the dilemma whereby medical and health care administrators are not familiar with both medicine (pharmacy) and management expertise, and to contribute to one medicine and one health care centered on people's health, so as to better meet the new health needs of the people, Southern Medical University (SMU) cooperated with ISCTE-University Institute of Lisbon in 2019 and jointly initiated China's first and currently the only China-foreign cooperative doctoral degree program in the direction of "public health policy and management" certified by China's Ministry of Education. Tailored for senior administrators in the medical and health care industry, the program aims at exploring how to cultivate high-level health management talents under the framework of collaboration between China and other countries.

The objective of running the program has always been to cultivate first-class international medical and health management talents for China through incorporating health care and management, leveraging on the advantageous disciplines of SMU and ISCTE respectively. To ensure quality and deliver international teaching, the program only admits 25 elite candidates annually. After 13 years of development, an international joint education model has taken shape, featuring distinctive medical and health industry characteristics and a combination of theory and practice. As a result, it has become a prestigious international learning platform for domestic medical and health professionals. The program has admitted and trained roughly 300 students in 12 intakes. The candidates are based in various cities, provinces, and regions in China, and they mainly serve as senior administrators and executives in medical and health institutions, drug or medical device research and development, production and distribution companies, health administrative departments, and medical colleges. Studies of this program account for hotspots and demanding issues in China. Topics cover practices, explorations, and achievements of various relevant subsystems in the context of new medical and health care reform, such as hospital strategic development planning, new medical models, medical staff performance evaluation, telemedicine, public-private partnerships in public hospitals, medical quality control, hospital culture building, and healthy elderly care, and other pain points in the operation of China's medical and health care system as a whole.

To demonstrate the academic results of the program, and to share the studies with those who are interested in China's medical and health care reforms, some excellent theses from the program have been selected for publishing in a book form, of which this is the first volume. It contains 10 cases with topics covering hospital strategic development, hospital culture, and service system. We hope that it can provide references for health administrative departments, hospital administrators, and researchers of health administration, and contribute to improve the high-quality development of China's medical and health services.

目　录

案例三

双重资本运营模式下医疗服务质量与患者满意度研究——以上海市第一人民医院为例 ···········41

案例八

案例九

案例十

基于利益相关者理论构建分级诊疗体系及策略研究——以南京市实施分级诊

医院服务模式及流程变革的阻力——以香港大学深圳医院"先全科，后专科"的就诊模式为例 *

徐小平 [①]   Virginia Trigo [②]   Khong Yueng Wah [③]   房秀龄 [④]

① 徐小平，香港大学深圳医院

② Virginia Trigo，葡萄牙里斯本大学学院教授

③ Khong Yueng Wah，澳门城市大学教授

④ 房秀龄，南方医科大学卫生管理学院硕士生

摘要：流程再造是一项复杂的、艰巨的、牵涉面广的组织变革。在医疗卫生服务中运用组织变革理论和流程再造理论，要综合考虑变革的动力因素及阻力因素，注重内部员工和就诊患者满意相统一的原则。本文从医务人员和患者的视角出发，通过问卷调查香港大学深圳医院实施"先全科，后专科"就诊模式的现状，识别变革的阻力以寻求优化就诊模式。据此，希望为全国推行"先全科，后专科"的诊疗模式提供借鉴意义与参考价值。

关键词：医院变革；流程再造；就诊模式；案例研究

Thesis Title：The Reform of Hospital Service Model and Process：The Case of "General Practice Before Specialist" Consultation Mode at The University of Hong Kong-Shenzhen Hospital

Abstract：Process reengineering is a complicated and arduous organizational change that involves a wide range of aspects. When applying the theory of organizational change and process reengineering to medical and health services，it is necessary to consider the dynamic factors and

---

* 徐小平为南方医科大学与葡萄牙里斯本大学学院联合公共卫生政策与管理 2011 级博士；Virginia Trigo 为该论文的指导教授。

resistance to change in a holistic way and pay attention to unifying the satisfaction of medical staff and patients. From the perspective of both parties, this study investigates the status quo of the consultation mode of "general practice before specialist" implemented at The University of Hong Kong–Shenzhen Hospital. A comprehensive questionnaire survey was designed and administered to identify and overcome resistance to change in order to optimize the consultation mode. It is hoped that this study may provide a reference for the implementation of the "general practice before specialist" system in China.

Keywords: hospital reform, process reengineering, consultation mode, case study

一、引言

通科医生（General Practitioners，GPs）在 19 世纪初首次被英国的 *Lancet* 杂志提出，自此通科医疗得到发展。一直到 19 世纪末，通科医生在西方医学中一直占据主导地位，此即全科医学前身。但是随着 20 世纪现代科学技术推进，专科医疗逐渐成为医学主导。到 20 世纪 50 年代后期，随着人口老龄化进程的加快、慢性病和退行性疾病患病率的上升导致疾病谱和死因谱的变化及医学模式的转变，专科化服务模式的内在缺陷和医疗费用的快速增长逐渐显现出来，世纪范围内的医疗卫生事业面临一次转折。全科医学的价值再次受到许多国家的重视。1969 年，美国家庭医疗专科委员会（ABFP）的创建标志着全科医学的诞生，随后，世界家庭医生组织（WONCA）于 1972 年正式创立，进一步促进了世界范围内全科医学的交流与发展。我国自 20 世纪 80 年代首次将全科医学引入中国大陆，经过几十年的发展，政府颁布一系列文件，中国全科医学已从引进期进入新时期，中国的全科医学、全科医疗、全科医生建设已步入制度化轨道，中国大力推进全科医学模式，对建设社区卫生服务中心、推进医改进程、解决看病难问题起到关键性作用（申曙光 等，2016）。

在国内医药卫生体制改革不断深化的背景下，发展全科医学是适应社会发展、卫生形势的必然举措。全科医学已被国家认识到对改善居民健康水平、转变医疗服务模式、降低医疗费用和促进健康中国目标实现等具有重要作用，发展全科医学、开展全科医疗服务模式转型现在已成为推动医改的一项战略性任务（杨颖，2017）。部分大医院尝试开设全科医学门诊，如复旦大学附属中山医院和浙江大学医学院附属邵逸夫医院，但这两家医院的全科门诊与其他专科门诊属于并列的科室，首诊患者可自己选择看全科门诊或专科门诊，这与全科医学理念有明显差异。因此，为了符合中国医疗体系改革的要求，香港大学深圳医院（以下简称"HKU–SZH"）作为医改先锋，是我国内地首家实行"先全科，后专科"医疗模式的医院，患者一律先在全科进行首诊，即医院对首诊患者只提供全科医疗服务，若病情需要，则由全科医生将其转至相应专科。这种新流程是对中国传统公立医院专科就诊模式的重大变革，同时也是对中国患者就医观念、医生诊疗习惯的变革，该就诊模式对缓解人民群众"看病难、看病贵"问题有一定的现实意义。

本研究基于组织变革及业务流程再造理论，通过问卷调查方法对医院医务人员和患者进行调查，探寻"先全科，后专科"就诊模式在实施过程中面临的阻力。针对调查结果总结"先全科，后专科"流程再造的经验与教训，提出改进方案，希望为我国更大范围内推行该医疗服务模式变革提供理论支撑和实践依据。

二、案例的理论基础

随着市场经营环境的迅速变化和医改的不断深入，组织变革已成为大势所趋，医院组织需要进行经常的、持续性的反省，不断调整自身结构，从而开发潜能，增强活力，提高医疗服务质量。中国医院的全新运作路径——"先全科，后专科"就诊模式，需要革命性改变中国医院运行方式和流程再造过程。

（一）组织变革理论

德鲁克认为"组织建立的目的必须是不断地变革"。组织变革就是当组织成长迟缓，内部不良问题产生，已无法适应经营环境变化时，必须做出的组织调整，即对组织结构、内部层级、工作流程、沟通方式及企业文化等进行必要的调整和改善，同时及时改变领导者和员工的观念及行为方式，以促使企业顺利转型（张晓东 等，2012）。

1. 组织变革过程

组织变革首先由美国著名组织管理学家库尔特·卢因在20世纪40年代提出。卢因的组织变革模型奠定了组织变革理论研究的基础。从企业组织变革过程的角度上，卢因提出了著名的"解冻—变革—重新冻结"的组织变革"三阶段"论。解冻是人们认识变革需要的过程，需要明确变革方向和目标，为员工创造心理上的安全感；变革是从旧阶段向新阶段转化的过程，是实施变革方案的具体阶段；重新冻结则是指利用一定的深化方法，固定新的行为和态度，使组织成员接受的态度和行为长久地保持下去，防止回到变革前的状态。

2. 影响组织变革动力的因素

组织结构容易受到惰性力量的影响，对周围环境中出现的威胁和机遇的反应相对很慢。当组织失去变革的控制并适应环境的时候，决策将受到组织惰性的影响，这时组织往往会抵制变革，即使受到灭绝的威胁。如果一个组织采取常规的、合理的创新方式，那么它的绩效和生存的机率将会得到提高；如果采取非常规的、出乎意料的创新方式，那么它将面临失败风险的增加和效率的降低（邹继兵，2013），表1总结了影响组织变革动力的主要因素。

表1　影响组织变革动力的主要因素

类型	影响因素
内部因素	组织成员行为、组织结构、业务流程；组织内部权力体系的改变，如组织文化与制度、经营权变更、重大人事制度变化等；主导组织成长的因素发生改变，如企业成长机制转变、企业生命周期及企业成立与存续时间等的变化
外部因素	技术升级、产业改造、人口变化、政府政策、企业竞争、国际贸易；一般环境、竞争环境、产业环境与超环境方面的变化；经济、政治、市场、技术、资源及资源获取方式的变化

注：据 Kanter 等（1992）和 Granovetter 等（1992）整理。

大型公立医院的组织变革是公立医院改革必然之路，但是医院组织变革在实践中会受到种种条件限制，同时组织变革的效果具有滞后性，变革效果可能在变革较长时期后显现（施佳华 等，2010）。为了推进变革，管理者可通过增强变革的动力力度、减弱或消除变革的阻力、改变变革阻力的方向，将阻力变为动力。

（二）业务流程再造理论

业务流程再造（business process reengineering，BPR）理论首次于 1990 年由 Michael Hammer 提出，Michael Hammer 等于 1993 年在《企业再造——企业革命的宣言》中首次对 BPR 理论给予定义（葛红光 等，2000）。从广义的角度理解，流程再造是一种组织变革模式，包括流程重新设计及其引发的一系列变革，重点关注的核心及优化目标是业务流程，宗旨主要为解决顾客需要与提高顾客满意度。

1995 年，马谢民发表《常见手术病种住院流程重组与缩短平均住院日的研究》，将 BPR 理论应用于我国医疗领域，其后众多学者开始将 BPR 理论应用于医院管理研究（戴轶，2013）。从医疗领域视角来看，业务流程再造是对现有的工作流程及其相互作用进行重新反思，并试图从根本上修改或重建流程、结构、文化等来提高潜在的效率及医疗质量，流程再造实施的过程非常复杂。新加坡的竹脚妇幼医院（KK Women's and Children's Hospital）在医疗手术患者服务流程中，重新设计术前检验、手术标识和超时患者清单，增强了患者的安全（Chu et al., 2013）。中国台湾台北一家医院对门诊计费方式进行再造，由传统的现金结算方式改为智能卡计费方式，患者在门诊可立即支付其账单，并具备更高的安全性和便利性。本研究基于业务流程再造理论，聚焦于 HKU-SZH 医院的"先全科，后专科"就诊流程再造过程。

三、案例展示

（一）案例背景

HKU-SZH 的成立源自深圳市人民政府与香港大学的合作共识。2011 年 7 月，深圳市人民政府与香港大学签署合作协议，在坚持公立医院属性、保障基本医疗卫生服务公益性的基础上，由双方共同组建的团队管理 HKU-SZH，产权归深圳市人民政府所有。这是一项互利共赢的创新之举。对深圳市人民政府来说，其可获得香港大学人才、科研、教学等方面的支持，同时可引进香港大学先进的管理理念、模式和高水平的医疗团队及专科技术，培养一批优秀的人才，建设若干一流的医学重点专科，5 年内通过国内"三甲"医院评审；以国际认证为目标管理，将来建成国内一流、国际知名的现代化综合医院，为珠三角地区、港澳台同胞乃至国际友人提供更优质的医疗资源和服务。对香港大学来说，可以建立 HKU-SZH 管理运营平台，可更有效地延伸香港大学在内地的发展和影响力，获得在内地的事业发展平台；利用 HKU-SZH 的资源以及病源优势，进一步提升香港大学的医疗、科研、教学水平，更好地提升香港大学的办学影响和扩大香港大学的办学规模。

HKU-SZH 作为深圳市公立医院改革试点，定位为非营利性现代化、数字化大型综合三级甲等医院，按照高标准规划、高水平设计，将建成设施一流、管理一流、服务一流，与国际现代化医院接轨的区域性医疗中心。作为"十一五"期间深圳市人民政府投资兴建的最大规模公立医院，HKU-SZH 总投资约为 40 亿元，占地面积为 19.2 万平方米，总建筑面积为 36.7 万平方米。全部投入使用后，开放床位 2000 张、停车位 2130 个，可容纳日门诊量 8000 ～ 10 000 人次，将分别设有 20 个诊疗中心、12 个医技中心，包括全科门诊、专科门诊、急诊、住院、VIP 服务。

结合香港和国际全科医学理念，借助香港大学优势平台，HKU-SZH 积极探索医改新思路，不断进行创新变革，并实施就诊流程再造，"以患者为中心"，满足公众基本医疗服务、特需医疗服务等多层次医疗需求。

（二）香港大学深圳医院的主要创新改革

1. 就诊模式

HKU-SZH 在就诊模式方面的主要创新是推行"先全科，后专科"，即所有首诊患者（除 14 岁以下儿童、持转介信病患外）需先经过全科医生看诊，根据病情需要决定是否转至专科门诊。80%～90% 的患者都可以在全科门诊得到相应的诊治，从而有效利用医疗资源。需要专科治疗的患者经过全科医生首诊后可准确地转介到相应专科，避免患者在不同的专科之间来回周折，避免乱就医和重复就医现象。

HKU-SZH 也推行专科门诊"团队应诊"模式，通过建立标准化的就诊流程、集中医生的集体智慧，因此，目标是为患者提供最精准、最有效率的服务。医生在遇到疑难杂症或对病情诊断不确定时，可请资深的医生会诊，探索最佳诊疗方案。

另外，组建"诊疗中心"。HKU-SZH 科室设置有别于传统医院，拟参照香港及国际做法，根据人体解剖系统来划分科室，组建诊疗中心，包括心血管疾病诊疗中心、呼吸疾病诊疗、消化疾病诊疗中心、泌尿生殖疾病诊疗中心、内分泌代谢疾病诊疗中心、围产医学诊疗中心、神经疾病诊疗中心、骨科疾病诊疗中心、康复医学诊疗中心、肿瘤疾病诊疗中心、女性疾病诊疗中心、婴幼儿诊疗中心、血液病诊疗中心、整形修复诊疗中心、眼耳鼻喉疾病诊疗中心、危重疾病诊疗中心、自身免疫性疾病诊疗中心、口腔诊疗中心、急诊中心、麻醉手术中心。诊疗中心综合了内、外科功能，为患者提供全方位的诊治，即"一站式"服务，减少患者因疾病发展变化而辗转内科与外科的麻烦。

最后，创新急诊服务模式。HKU-SZH 急诊科参照香港和国际医院急诊模式，将来诊患者按照病情的轻重程度分为 5 个等级：一类、二类为病情较重的患者，直接进入抢救室抢救；三类患者需要等候，时间不超过 30 分钟；四类、五类患者也需要等候，时间不超过 2 小时。这与传统公立医院先来先就诊的急诊服务有着很大的不同，将急诊患者分类有利于合理运用急诊医学资源，同时极大地提高危急重症抢救的成功率。

2. 财务制度改革

①创新财政补偿机制。为了促进公立医院实现社会目标和公益目标，在医院开业 5

年内，按照董事会提出并经深圳市政府批准的医院运行方案以及服务开放进度，政府安排开办及补助经费，允许医院发展多层次医疗服务，通过业务收入实现收支平衡。医院开业 5 年后，依靠自身业务收入实现收支平衡，政府不再安排基本医疗服务财政补贴。

②财务预算管理。香港大学深圳医院全面推行预算管理模式，按照"以收定支、收支平衡、统筹兼顾、保证重点"的原则进行预算，医院财务运营和制度执行情况接受董事会财务管理委员会和监事会的监督，维护国有资产安全。同时，医院还成立内审委员会，并聘请外部独立审计机构对医院财务进行审核，提高财务状况的资金监管和透明度。

③引入"打包收费"模式。HKU-SZH 引入香港和欧美国家成功实行多年的打包收费的模式，实行全科 130 元门诊打包收费、100 元专科门诊团队诊疗费和 180 元住院小打包收费模式。打包收费可以杜绝过度医疗，使医院自觉降低医疗成本，提高收费透明度和规范性，减少医患双方在收费过程中产生的矛盾。

（三）就诊流程再造的实施方案

1. 流程再造的目标

流程改造的主要目标是树立以患者为中心的思想，关注患者需求，建立以患者为中心的服务态度。HKU-SZH 将首诊患者的就医流程从专科医学改造成以"先全科，后专科"模式，医院在服务措施、流程设置方面提高服务意识，让"以患者为中心"的理念真正深入医务人员的内心，并化作自觉的行动。

2. 流程再造原则

①以患者满意为原则。门诊就诊流程的改造以患者满意为先，首先了解患者的真正需求，再针对这些需求来设定服务目标，衡量绩效。特别要注重医院职工和患者满意相统一的原则，使流程不仅要方便组织内部业务处理，更要为外部顾客——患者着想。为此，医院员工实行岗位薪酬工资制度，建立绩效考核体系，员工绩效与服务质量、患者满意度挂钩，不与服务数量挂钩。

②以服务质量和服务效率为原则。以减少患者在就诊过程中的等待时间为突破口，通过减少非医疗环节、分流就诊高峰等，构建便利、快捷、优质、高效的门诊模式。HKU-SZH 的首诊患者必须先看诊全科医生，由全科医生为首诊患者提供基本医疗保健；当病情需要时，再转专科，为患者提供连续性和融合性的医疗，提高服务质量。同时，HKU-SZH 采用预约挂号制度分流患者，减少患者排队等候时间，并保证每位患者就诊

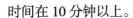

时间在 10 分钟以上。

③以人为本原则，包括就诊患者和医院的医务人员两个方面。门诊就诊流程再造首先应该是方便患者，同时也应该便于医务工作人员更加高效地开展医疗工作。中国目前无法实现社区医院与综合医院之间的有效双向转诊，HKU-SZH 引进西方发达国家及中国香港医疗就诊模式，对首诊患者采用"先全科，后专科"就诊流程改造，就诊流程的改造充分考虑医学行为和过程的严谨性与科学性，以及"以患者为中心"的服务理念，这是一种以人为本的过渡性转型方案。

④以团队合作精神为内涵的原则。"先全科，后专科"就诊流程是非常典型的组织内部科室之间以及成员之间的团队合作流程，要把团队合作精神作为一种文化和理念贯穿在日常的每一步行动中。为此，HKU-SZH 经常举办团队建设的培训及实践活动。

3. 流程再造实施过程

组织变革及企业流程再造的实施需要医院高层领导支持，"先全科，后专科"就诊模式的转变需要相关职能部门和科室的协同努力。因此，在实施流程再造方案时，应组建流程改进小组。HKU-SZH 成功建立了一支流程改进队伍，这支队伍不隶属医院的任何职能部门，成员包括院长、副院长，医务部、护理部、公共关系部等相关科室负责人，全科医学科主任、教授、副教授等。为了确保医院工作平稳运行，在流程改进队伍的推动下，HKU-SZH "先全科，后专科"就诊流程方案循序渐进实施。具体实施过程如下。

第一阶段：就诊模式准备期，即解冻阶段。主要完成了以下工作：①医院领导及各部门负责人统一思想，引进香港全科医学学科，并在中国大医院首次建立"先全科，后专科"就诊流程方案；②医院主动与深圳市政府及卫生主管部门沟通，得到了各部门对流程改造方案的支持；③由于实行"先全科，后专科"就诊模式属于激进式变革，该模式打破了原有的专科就诊模式，加之市民及医院员工对全科医学认识和了解不够，因此医院通过媒体、电视、报纸、杂志及走进社区等手段宣传该模式，减少了在变革中遇到的强大阻力。

第二阶段：实施期，即变革阶段。主要完成了以下工作：①香港大学医学院家庭医学系主任、教授、副教授对医院员工、管理层培训全科医学理念，帮助员工改变现有态度及行为，接受新的就诊模式；②对新的诊疗流程进行模拟演示，总结流程不足并进行改进；③举办团队建设的培训，创造一种开放的氛围，增加心理上的安全感，减少变革的心理障碍，提高变革成功的信心；④由香港大学医学院家庭医学系主任、教授、副教授对全科医学科工作的全科医生、护士及相关工作人员进行专业培训，并分别送到香港全科医学培训基地进行培训，使员工尽快适应该就诊模式。

第三阶段：评价期，即再冻结阶段。"先全科，后专科"就诊模式运营 1 年半后，对这一模式进行评估，识别改造中的支持者及阻力，对持续改造提出建议与方法，利用必要的强化手段使新的流程与行为固定下来，使组织变革处于稳定状态，将该改造模式融入医院文化。

（四）香港大学深圳医院流程再造的实施困境

HKU-SZH 于 2012 年 7 月 1 日正式实施"先全科，后专科"的就诊模式。香港大学深圳医院病案统计室数据显示，HKU-SZH"先全科，后专科"就诊模式运行 1 年半以来，医院的总门诊量在不断上升，专科门诊量呈现出与总门诊量类似的增长趋势，而全科的门诊量没有明显变化，并没有随着医院总门诊量的增长而增长（图 1）。为什么 HKU-SZH 按部就班进行流程再造，效果却不明显？"先全科，后专科"就诊模式实施的阻力成为研究关注的重点。

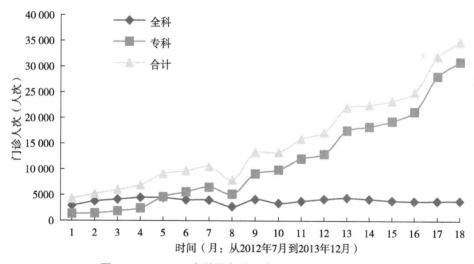

图 1　HKU-SZH 全科及专科门诊实际月门诊人次趋势

四、数据收集与发现

（一）研究设计

1. 问卷及量表设计

HKU-SZH 采用"先全科，后专科"的就诊模式为中国公立医院改革的首例，相关研究比较匮乏，为此，研究者通过国外文献研究、实地调查，访谈后制定相应的患者、医务人员调查问卷表，并请公共卫生、统计学、管理学、全科医学领域的专家进行指导；预调查后，进行同质性信度和结构效度分析，删除部分条目，最终形成本研究的患者、医务人员预调查问卷表。

本研究运用问卷调查法获取医务人员和患者对 HKU-SZH 实施"先全科，后专科"就诊流程的态度，从而分析 HKU-SZH"先全科，后专科"就诊模式实施阻力。患者问卷重点调查患者对 HKU-SZH 就诊模式的看法，包括对全科医生及其收费、服务态度和流程的认同度；医务人员问卷调查表重点调查医生对全科医生及其收费、就诊流程的认同度。问卷采用李克特七分量表测量被调查者的感知，问卷为正向问题，分数从 1 到 7，分数越高，则表示越认同。

患者问卷整体的 Cronbach's α 系数为 0.914，分半信度为 0.804，内部一致性较高。采用 KMO 统计量与 Bartlett 球形度检验对结构效度进行测量，数据分析结果表明，KMO 值为 0.900 > 0.7，Bartlett 检验的 χ^2 值为 13 807.1，且 $P < 0.05$；医务人员问卷整体的 Cronbach's α 系数为 0.742，内部一致性较高。采用 KMO 统计量与 Bartlett 球形度检验对结构效度进行测量，数据分析结果表明，KMO 值为 0.847 > 0.7，Bartlett 检验的 χ^2 值为 1 648.554，且 $P < 0.05$，患者和医务人员的问卷数据均适合进行因子分析。采用主成分分析析和最大方差正交旋转法，对患者、医务人员问卷的量表项目分别进行因子分析，在资料分析与专家小组讨论的基础上，将患者问卷条目降为 5 个维度，分别命名为全科打包收费（F1）、全科与全科医生认知及全科医疗模式（F2）、全面预约及领取报告方式（F3）、医疗服务态度（F4）、专科门诊团队诊疗费（F5）；将医务人员问卷量表降为 4 个维度，并根据量表条目的意义将 4 个因子分别命名为专科门诊团队诊疗费（G1）、全科打包收费及全科医疗模式（G2）、全科与全科医生认知（G3）、全面预约及领取报告方式（G4）。各因子及所含条目数如表 2 所示。

表 2　患者、医务人员问卷量表各因子及所含条目数

因子	名称	条目数	因子	名称	条目数
F1	全科打包收费	5	G1	专科门诊团队诊疗费	3
F2	全科与全科医生认知及全科医疗模式	6	G2	全科打包收费及全科医疗模式	6
F3	全面预约及领取报告方式	3	G3	全科与全科医生认知	4
F4	医疗服务态度	4	G4	全面预约及领取报告方式	3
F5	专科门诊团队诊疗费	3			

通过条目的认同度构建各因子认同度的等级，根据各因子包含的条目数进行计分，如果该因子包含 3 个条目，则计算 3 个条目的认同度得分的平均分，评价从 1（非常不认同）到 7（非常认同）。

2. 数据收集

正式调查时间安排在 2014 年 4 月至 5 月，由调查员现场发放调查问卷，其中，患者调查分两个时间进行，分别在 2014 年 4 月和 5 月各选一个星期（共两个星期，即 10 个工作日），调查时间与门诊开放时间同步（8:30—12:30，14:00—17:30）；医务人员的调查时间安排在 2014 年 5 月的第二个星期。

患者的纳入标准为：患者来自门诊全科和专科，急诊、住院患者不作为调查对象。年龄限制在 16 岁以上，病情稳定，有意愿接受本次调查；没有阅读能力或难以正确理解问卷内容的，由本人口述并解释完成问卷；患者没有能力接受调查，可由陪护帮助完成问卷。医务人员纳入标准为：入职半年以上的医生、医技、护理人员。

共发放患者问卷调查表 1200 份，回收问卷 1120 份，问卷回收率为 93.33%，其中有效问卷为 1020 份，问卷有效率为 91.07%；共发放医务人员问卷调查表 240 份，回收问卷 224 份，问卷回收率为 93.33%，其中有效问卷为 202 份，问卷有效率为 90.07%。

3. 统计分析方法

本研究使用描述性统计进行初步分析，在此基础上综合运用因子分析、单因素方差分析、Kruskal-Wallis 检验、LSD-t 检验及 Bonferroni 法等方法对数据进行综合分析。

（二）关键发现

1. 患者视角："先全科，后专科"诊疗模式的阻力

患者的就医观念受就诊经历、生活习惯、学习经历的影响，而就医观念又会影响患者选择就诊的模式——专科就诊或全科就诊模式。通过调查发现，患者对 F3、F4 因子的认同度在 5～7，表明患者非常认同 HKU-SZH 的"全面预约及领取报告方式、医疗服务态度"；对 F1、F2、F5 的因子的认同度在 4～7，表明患者对 HKU-SZH 的"全科打包收费、全科与全科医生认知及全科医疗模式、专科门诊团队诊疗费"持中立至非常认同之间的态度。整体来说，患者基本认同医院的流程再造（表 3）。

表 3　患者的不同个人特征对各因子的认同度情况

类别	个人特征	F1	F2	F3	F4	F5
性别	女	4.894	4.405	5.777	5.810	4.857
	男	5.050	4.525	5.770	5.890	5.137
	F	3.610	2.110	0.014	2.120	9.605
	P	0.058	0.147	0.907	0.146	0.002
年龄	16～20	4.940	4.600	5.883	6.025	4.633
	20～29	4.900	4.523	5.770	5.888	4.950
	30～39	5.038	4.508	5.807	5.810	4.967
	40～49	4.812	4.298	5.847	5.900	5.113
	50～59	5.002	4.223	5.483	5.663	4.893
	60 及以上	4.902	4.443	5.770	5.933	4.930
	F	0.892			1.490	0.609
	P	0.486	0.544	0.443	0.190	0.693
学历	初中及以下	4.892	4.397	5.890	5.915	4.910
	高中／中专	4.992	4.308	5.753	5.788	4.737
	大专	4.944	4.483	5.800	5.833	4.840
	本科	4.978	4.495	5.753	5.833	5.040
	硕士	4.896	4.425	5.703	5.903	5.263
初诊或复诊	初诊	5.008	4.452	5.763	5.788	4.957
	复诊	4.922	4.455	5.780	5.880	4.977
	F	1.108	0.002	0.051	2.665	0.060
	P	0.293	0.963	0.821	0.103	0.806
就诊全科或专科	全科	5.154	4.833	5.867	5.845	5.117
	专科	4.892	4.328	5.743	5.840	4.920
	F			1.887	0.006	3.621
	P	0.007	<0.001	0.170	0.938	0.057
看诊过全科医生	是	5.276	4.793	5.983	5.918	5.197
	否	4.730	4.212	5.627	5.790	4.807
	F				5.336	
	P	<0.001	<0.001	<0.001	0.021	<0.001
海外全科医生看诊经历	是	5.132	4.825	6.117	5.858	5.350
	否	4.936	4.408	5.733	5.840	4.923
	F	2.355	10.409		0.036	9.133
	P	0.125	0.001	0.002	0.850	0.003
患者来源	深圳市内	4.984	4.467	5.787	5.863	4.977

续表

个人特征		F1	F2	F3	F4	F5
学历	博士及以上	5.080	5.083	6.367	5.925	5.200
	F	0.170		0.759	0.388	2.643
	P	0.974	0.456	0.580	0.857	0.022
海外生活经历	是	5.224	4.790	6.010	5.893	5.260
	否	4.912	4.398	5.737	5.833	4.920
	F	7.398	11.617	6.303	0.561	7.146
	P	0.007	0.001	0.012	0.454	0.008
海外学习经历	是	4.998	4.703	5.783	5.780	5.063
	否	4.952	4.422	5.773	5.850	4.957
	F	0.135	4.819	0.009	0.621	0.593
	P	0.713	0.028	0.925	0.431	0.441

个人特征		F1	F2	F3	F4	F5
患者来源	深圳市外	5.014	4.597	5.790	5.790	4.840
	深圳市外广东省内	4.766	4.305	5.647	5.815	4.940
	外省市	4.886	4.392	6.000	5.445	5.173
	F	1.140	0.884		1.840	0.373
	P	0.332	0.449	0.749	0.138	0.773
医疗费用来源	深圳市社会医疗保险	5.000	4.457	5.753	5.858	4.980
	异地社会医疗保险	4.570	4.492	4.983	5.700	4.833
	商业医疗保险	4.726	4.708	5.543	5.908	5.583
	完全自费	4.890	4.437	5.877	5.813	4.937
	F	1.246	0.130	3.751	0.377	0.631
	P	0.292	0.942	0.011	0.769	0.595

注：F1为全科打包收费，F2为全科与全科医生认知及全科医疗模式，F3为全面预约及领取报告方式，F4为医疗服务态度，F5为专科门诊团队诊疗费。

但是，通过对患者不同基本特征分析发现，除对医院服务态度认同度基本一致外，对其他4个因子存在不同认同程度的差异：①低学历患者对专科门诊团队诊疗费（F5）的认同度相对高学历患者较低；②专科就诊的患者比全科就诊的患者对全科打包收费（F1）、全科与全科医生认知及全科医疗模式（F2）的认同度相比较低；③无海外生活经历的患者对全科打包收费（F1）、全科与全科医生认知及全科医疗模式（F2）、全面预约及领取报告方式（F3）、专科门诊团队诊疗费（F5）的认同度相对低；④没有看诊过全科医生经历的患者对全科打包收费（F1）、全科与全科医生认知及全科医疗模式（F2）、全面预约及领取报告方式（F3）、专科门诊团队诊疗费（F5）的认同度相对低；⑤异地社会医疗保险结算的患者对全面预约及领取报告方式（F3）的认同度相对低。

我们初步认为，患者的就医观念还没有完全满足中国医疗变革的目标，这是"先全科，后专科"模式开展的主要阻力之一。

2. 医务人员视角："先全科，后专科"诊疗模式的阻力

通过调查，我们发现医务人员对G1、G2、G3、G4因子的认同度基本在4～7，表明医务人员基本认同医院的流程再造（表4）。但是，从医务人员不同基本特征对4个因子认同度的研究发现，除对全面预约及领取报告方式认同度基本一致外，对其他3个因子存在不同程度的差异，主要包括：①相较于有全科工作经历的医生，没有全科医生工作经历的医务人员对全科打包收费及全科医疗模式（G2）的认同度更低；②没有专科医生经历的医务人员对专科门诊团队诊疗费（G1）、全科打包收费及全科医疗模式（G2）、全科与全科医生认知（G3）的认同度相对低；③年轻的和学历较低的医务人员对专科门诊团队诊疗费（G1）、全科打包收费及全科医疗模式（G2）、全科与全科医生认知的认同度相对低；④医务人员无海外经历对全科与全科医生认知（G3）的认同度相对低；⑤医技、护理人员对全科与全科医生认知（G3）、专科门诊团队诊疗费（G1）的认同度相对低。

医务人员调查结果与患者类似，医务人员不同的专业背景、年龄、职级、学历及海外经历对医院实行"先全科，后专科"诊疗模式认可度也有差异，这将会影响医院内部科室与科室之间和员工与员工之间的团队合作流程，影响全科门诊量的上升，成为变革的阻力。

表 4 医务人员的不同个人特征对各因子的认同度情况

个人特征		G1	G2	G3	G4
性别	女性	5.260	5.203	4.695	5.333
	男性	5.373	5.555	5.100	5.513
	F	0.230	4.046		0.944
	P	0.632	0.046	0.013	0.332
年龄	20-29	4.880	5.173	4.630	5.290
	30-39	5.463	5.438	4.833	5.447
	40-49	5.580	4.898	5.058	5.190
	50-59	6.500	5.667	5.000	6.333
	60及以上	7.000	7.000	7.000	7.000
	F	2.836	2.836	2.304	1.180
	P	0.026	0.026	0.060	0.321
学历	初中及以下	7.000	7.000	7.000	7.000
	高中/中专	6.667	3.500	5.750	6.000
	大专	4.573	4.950	4.530	5.210
	本科	5.340	5.263	4.678	5.277
	硕士	5.543	5.618	5.143	5.617
	博士及以上	5.410	5.180	4.933	5.563
	F	2.419		3.429	1.233
	P	0.037	0.033	0.005	0.295
不同科室	全科	6.097	5.667	5.785	5.473

个人特征		G1	G2	G3	G4
入职年限	半年到一年	5.557	5.487	4.853	5.583
	一年以上	5.123	5.203	4.775	5.277
	F		2.439	0.185	0.189
	P	0.083	0.120	0.668	
全科医生工作经历	有	5.917	5.908	5.855	5.690
	无	5.250	5.255	4.733	5.360
	F		4.098	15.894	0.924
	P	0.121	0.044	<0.001	0.338
专科医生工作经历	有	5.653	5.500	5.140	5.523
	无	5.073	5.173	4.598	5.293
	F	7.878	4.305	15.513	
	P	0.005	0.039	<0.001	0.231
海外培训或学习经历	有	5.743	5.438	5.198	5.757
	无	5.210	5.268	4.730	5.313
	F	3.561	0.618	6.001	3.793
	P	0.061	0.433	0.015	0.053
海外生活过经历	有	5.800	5.533	5.450	5.950
	无	5.233	5.268	4.728	5.317
	F	2.814	1.067	10.254	5.537
	P	0.095	0.303	0.002	0.020

续表

个人特征		G1	G2	G3	G4
不同科室	专科	5.507	5.322	4.715	5.467
	医技部门	4.423	4.962	4.643	4.967
	其他	5.237	5.522	4.928	5.597
	F	8.251	2.258	5.937	2.354
	P	0.000	0.083	0.001	0.073
职业	医生	5.780	5.552	5.170	5.660
	护理人员	5.340	5.288	4.608	5.370
	药剂人员	5.043	4.917	4.845	5.210
	检验人员	4.167	4.845	4.500	4.810
	其他医技人员	3.563	4.667	4.605	4.640
	F	10.006	2.874	4.051	3.271
	P	< 0.001	0.024	0.004	0.013
职称	初级	4.997	5.240	4.650	5.370
	中级	5.543	5.408	4.910	5.420
	副高	5.910	5.413	4.940	5.077
	正高	5.127	4.563	4.950	5.833
	其他	5.067	5.433	5.300	5.600
	F		1.245	1.275	0.751
	P	0.030	0.293	0.281	0.559

个人特征		G1	G2	G3	G4
海外医师执业经历	有	5.333	6.222	6.168	6.223
	无	5.290	5.280	4.778	5.367
	F	0.003	2.218	6.083	1.624
	P	0.957	0.138	0.014	0.204
本科毕业院校	国内	5.287	5.268	4.763	5.357
	国外	5.390	6.167	5.958	6.057
	F	0.029	4.016	9.003	2.129
	P	0.864	0.046	0.003	0.146
研究生毕业院校	国内	5.247	5.297	4.875	5.447
	国外	5.443	5.593	5.860	5.777
	F	0.150	0.642	7.912	0.659
	P	0.699	0.425	0.006	0.419
全科资格培训证书	有	6.257	5.888	5.613	5.713
	无	5.223	5.253	4.743	5.357
	F			9.982	1.167
	P	0.011	0.039	0.002	0.281

注：G1 为专科门诊团队诊疗费，G2 为全科打包收费及全科医疗模式，G3 为全科与全科医生认知，G4 为全面预约及领取报告方式。

五、讨论

HKU-SZH 是一所全新的、大型的、先进的医疗单位，根据中国的医改方向，首次在中国实施"先全科，后专科"系统。HKU-SZH 在香港大学的专家支撑下，参照文献中成功案例的许多程序，使 HKU-SZH 经历了重大流程改变和再造的过程。然而，流程再造是一项复杂、艰巨、牵涉面广的组织变革，变革也面临着现实挑战。HKU-SZH 自实施了流程再造以来，全科门诊量并没有随着医院总门诊量上升而持续上升。因此，基于医务人员和患者对 HKU-SZH 已实施"先全科，后专科"就诊流程再造的调查结果，医院应积极采取相关措施，破除变革阻力，实现"先全科，后专科"模式的进一步推广。

（一）实践启示

1. 基于患者视角，破除变革阻力

HKU-SZH 率先推行"先全科，后专科"就诊模式，是国际上惯用的就诊模式，中国全科医学发展相比于欧美地区起步较晚，大部分居民的固有就医习惯是去综合医院接受专科诊治，认为全科管理可有可无，缺少全科就诊经历，这是 HKU-SZH 实行"先全科，后专科"就诊模式的重大阻力。因此，应当从患者视角出发，积极进行患者教育，一方面，相关部门可通过媒体宣传手段，塑造 HKU-SZH 实施"先全科，后专科"就诊模式的良好形象，增进居民对"先全科，后专科"就诊模式的认知与理解；另一方面，医院可将具有海外生活、学习背景的全科医学教授下沉至社区基层，邀请专家讲授全科医学模式在国际上实施的效果，使居民在与全科医生的零距离接触中，接受并认可 HKU-SZH "先全科，后专科"的就诊模式。

2. 基于医务人员视角，破除变革阻力

医务人员作为 HKU-SZH 开展"先全科，后专科"就诊模式的重要主体，其对全科诊疗模式的认可是医疗工作开展的必要保证。作为一所新办医院，HKU-SZH 的医务人员来自五湖四海，必须加强医务人员全科诊疗模式教育。一方面，应当就医院实行的"先全科，后专科"流程再造模式、专科团队医疗理念及收费创新等举措，对新入职医务人员进行宣教；另一方面，应加强全科医学专业知识技术与管理培训，借助 HKU-SZH 与香港大学合作的平台，将医技人员、药师、护士及管理人员等送至香港全科医学

培训基地进行专业培训，现场体验国际上惯用的"先全科，后专科"就诊模式，提高全科医生技术水平及对全科诊疗模式的信心，减少组织变革的心理障碍。

本研究针对 HKU–SZH"先全科，后专科"就诊再造实例作了积极的探讨，为医院进一步流程改进提供了思路，同时也为全国大型综合公立医院实施流程改造提供了借鉴与参考。任何组织的新流程运作必然带来一些服务理念、工作、生活方式的变化，为了更好地实施组织变革，需要科学地鉴别变革的阻力因素，分析造成阻力的原因，提出适宜地降低或减少阻力的措施，对再造过程进行及时监控，对再造执行人员给予大力支持，及时解决重大问题、巩固阶段性改革成果，最后进行定期评估，以达到组织变革持续改进的目的。

（二）研究的贡献

借鉴组织变革和业务流程再造理论应用于医疗卫生服务中，是对医院管理理论的有效延伸和拓展，也是对现代化医院管理实践的有益探索。HKU–SZH 作为中国公立医院改革试点的大医院，实行"先全科，后专科"的就诊模式是对中国传统公立医院专科就诊模式的重大变革，同时也是对中国患者就医观念、医生诊疗习惯的变革。因此，通过此次实证及个案研究，可为全国推行"先全科，后专科"的就诊模式提供借鉴意义与参考价值。

参考文献

［1］CHU K Y，HUANG C. Incremental analysis of the reengineering of an outpatient billing process：an empirical study in a public hospital［J］. BMC Health Services Research，2013，13：215.

［2］GRANOVETTER M，SWEDBERG R. The sociology of economic life［M］. Sydney：Westview Press，1992.

［3］KANTER R M，STEIN B A，JICK T D. The challenge of organizational change：how companies experience it and leaders guide it［M］. New York：The Free Press，1992.

［4］戴轶. 流程再造在二级医院输液室的应用研究［D］. 南昌：南昌大学，2013.

［5］葛红光，张承巨. 业务流程再造理论研究［J］. 科技与管理，2000（2）：70–72.

［6］申曙光，张勃. 分级诊疗、基层首诊与基层医疗卫生机构建设［J］. 学海，2016（2）：48–57.

［7］施佳华, 孙晓明. 医院组织文化与医院变革态度量表效度与信度测评［J］. 中国卫生资源, 2010 (4): 167–168.

［8］杨颖. 全科医学学科发展、历史演进与前沿热点: 科学计量研究与可视化分析［D］. 武汉: 华中科技大学, 2017.

［9］张晓东, 朱占峰, 朱敏. 规则管理与组织变革综述［J］. 工业技术经济, 2012, 31 (9): 152–160.

［10］邹继兵. 组织变革期的员工信心重塑［J］. 现代企业文化 (上旬), 2013 (7): 82–83.

中国公私合作制医院（CHPPP）案例研究[*]

冯常森[①]　Nelson António[②]　刘恒[③]　陈冬雪[④]

① 冯常森，南方医科大学珠江医院

② Nelson António，葡萄牙里斯本大学学院教授

③ 刘恒，中山大学教授

④ 陈冬雪，南方医科大学卫生管理学院硕士生

摘要：公私合作伙伴关系是整合公立和民营资源的创新模式，能够充分发挥政府与市场的比较优势。本研究以香港大学深圳医院、潮南民生医院和揭西县中医院三家公私合作制医院为例，描述各类公私合作制医院的合作过程，并分析影响其"知识传递"与"知识转换"效果的因素及作用机制，就如何实现中国公私合作制医院的有效合作提出政策建议。

关键词：公私合作伙伴关系（PPP）；中国公私合作制医院（CHPPP）；知识转移；有效合作

Thesis Title：Chinese Hospital Public-Private Partnerships：Three case studies in Guangdong Province

Abstract：As an innovative model integrating public and private resources，public-private partnership（PPP）can fully leverage the comparative advantages of the government and the market. This study analyzed the case of three PPP hospitals：The University of Hong Kong-Shenzhen Hospital，Shantou Chaonan Minsheng Hospital，and Jiexi County Hospital of Traditional Chinese Medicine，to account for their different PPP cooperation processes and analyze factors and mechanisms that affect their "knowledge transfer" and "knowledge conversion". Based on that，policy recommendations were made specifically on how to yield effective cooperation in the PPP of China's hospitals.

---

* 冯常森为南方医科大学与葡萄牙里斯本大学学院联合公共卫生政策与管理 2011 级博士；Nelson António 为该论文的指导教授。

Keywords： China's hospital public–private partnership（CHPPP）, knowledge transfer, effective cooperation

一、引言

（一）研究背景

1978 年以来，我国医疗卫生体系进行了多次改革，然而这些改革在理论上并未突破原有卫生体制。在"分灶吃饭"的财政体制下，我国医疗卫生服务体系的组织与运行方式发生了巨大变化，积累了不少"中国医改的中国病"（羽良，2005）。其中，受投入—补偿机制以及内部分配制度变化的影响，各级各类医疗机构从追求公益为主，走向全面追求经济效益，导致医疗服务市场垄断格局难以打破，社会办医举步维艰。2005年 7 月，国务院发展研究中心的"对中国医疗卫生体制改革的评价与建议"课题研究报告更是指出中国医改基本不成功这一论断，认为医疗机构趋于市场化，违背医疗卫生事业发展的基本规律，造成了"看病难、看病贵"等问题。

当然也存在另一种观点，即中国医改之所以出现种种问题，是因为在市场调节的同时政府职能缺位、制度滞后。政府与市场是医改中的两只手，两者都具有不可或缺的作用（肖南梓，2006）。医改可以分为市场主导的改革阶段和政府主导的改革阶段两个时期，政府在不同的阶段有不同的职能定位。尽管经济发展史已证明市场是资源配置的有效手段，但医疗服务市场自身的特殊性制约了市场作用的发挥。无论发达国家还是发展中国家，经验都表明，市场化的过程绝不是"政府退、市场进"的零和博弈过程，而是通过建立政府与市场的良性关系，充分发挥政府和市场各自在不同领域的作用。

医疗卫生服务作为公共性质的产品，具有消费非排他性、社会必需性、消费公平性和社会外部性。如果只通过私人部门来提供医疗卫生服务，那么成本是高昂的，同时也难以避免"搭便车"现象。此外，由于医疗卫生服务的技术性，与提供者相比，消费者往往处于信息劣势。一些供给者为了自身利益，可能会为需求者提供不必要或不合理的医疗服务。因此，从传统经济学角度来看，医疗卫生服务必须由政府供给，但由于存在着政府垄断性、官僚组织自利性和信息不完全性等约束条件，如果仅通过"有形的手"，则并不总是能够达到"帕累托最优"目标，易出现供给效率低下、供给不足、寻租等一系列问题。

由上述分析可以得出，医疗卫生服务并非纯公共产品，因而利用市场是无可厚非的，但是又存在着部分医疗卫生服务具有极大的正外部性，政府不能完全放开，如基本预防服务。政府在不放弃制定公共政策责任的前提下，通过引入市场机制调动社会资源，以市场为杠杆提高医疗卫生服务供给能力，有助于满足民众多层次医疗需求。因此，政府和市场应在医疗卫生服务提供中形成一种良性的博弈、合作和平衡关系，这预示着政府与社会资本合作（Public-Private Partnership，PPP）模式将成为卫生服务市场化改革的一个重要方向。

公私合作伙伴关系是新公共管理理论提出的一种公用事业民营化的融资及管理机制。PPP 模式的本质是强调政府（公共部门）和市场（私营部门）两者间的合作（Allan，2001）。通过契约划分双方的职责、权力和利益，将公共部门和私营部门进行有机的结合，使私营部门充分发挥其效率优势，从而缓解政府财政支出压力，有效转移公共部门风险，解决公共服务提供的公平和效率问题。从某种意义上讲，公私合作伙伴关系是从民营化发展而来的，其表述更能体现公共治理问题的多方参与。正是由于这一理念强调政府与非政府组织密切合作的重要性，越来越得到国内外政府的普遍接受。公私部门通过合同形式达成契约，共享治理权力，共同分担风险，共同致力于改善公共产品和服务，成为当今世界各国政府改革的一个重要策略。

自 20 世纪 90 年代英国率先提出 PPP 模式以来，美国、加拿大、法国、澳大利亚、新西兰和日本等主要发达国家纷纷响应，通过相关立法规定 PPP 模式的具体操作规范。在医院及社区卫生服务机构的建设方面，英国的 PPP 实践经验最为典型，分为解决医院建设问题的 PPP 模式和解决初级卫生保健的本地改善金融信托计划。美国在公共卫生领域建立的合作伙伴关系项目主要围绕促进全球卫生公平、强化医学和生命科学的基础性研究、加快医学成果向临床阶段应用等方面开展，取得了良好的经济效益和社会效益。南非的 PPP 模式在各州有不同的实现形式（朱坤 等，2009），其中卫生人力资源合作与私立医疗机构参与卫生服务提供是最常见的两种形式。这些 PPP 模式在一定程度上既提高了卫生服务可及性，又满足了不同层次患者的医疗需求，同时引入私立医院与公立医院进行竞争，有助于促使公立医院改善服务效率。从 21 世纪初开始，中国医疗卫生领域开始积极探讨运用 PPP 模式的理论性问题，并进行了相应的政策试点工作。但在医疗卫生领域引入 PPP 模式是否可行，一直是理论界和实务界争论的焦点问题。

（二）研究问题

在我国，引入社会资本进入 PPP 模式还是一个全新的概念。初步的实践证明 PPP

模式应用于医疗卫生领域，可以帮助政府拓宽医疗卫生融资，解决医疗卫生投入不足问题，减轻政府对卫生事业的投入压力。但综合既往研究来看，中国公私合作制医院（以下简称"CHPPP"）仍然有一些问题需要进一步研究。不同医疗服务提供主体的差异化与层次化有助于探寻非政府力量在医疗卫生服务供给中的作用，为变革医疗卫生体制提供一种可能的思路。

①CHPPP 模式中合作伙伴选择行为动机有哪些。

②医疗卫生服务中的 PPP 模式的核心要素和合作机理是什么，应该怎样构建。

③如何对 CHPPP 模式框架中的资源要素所有者的价值共创过程进行深度刻画。

④如何根据中国情境，提出 CHPPP 模式的优化策略。

（三）研究目的及意义

基于上述研究背景和提出的问题，本研究首先将 PPP 模式分为公办公营、公办民营、民办公营 3 类，通过香港大学深圳医院、潮南民生医院和揭西县中医院 3 个案例的展示对 PPP 模式的核心要素和合作机理进行阐释，充分论证 PPP 模式创新医疗服务体制、减轻政府医疗卫生投入压力的优势。其次，在分析 CHPPP 如何实现有效合作的同时，引入知识转移理论，分析在 CHPPP 框架下资源要素所有者如何实现新价值的创造过程。最后，提出促进 CHPPP 有效合作的策略建议。

通过案例的展示，能够为寻求进行知识转移的 PPP 医院提供重要的参考价值，同时也为 CHPPP 合作各方如何提高知识转移的绩效实现有效合作提供了新的视角。

二、案例展示

（一）理论基础

案例基于知识转移理论，对 CHPPP 模式医院的合作过程进行剖析。知识转移的概念首先由美国技术和创新管理学家 Teece 于 1977 年提出，是指知识以不同的方式在组织、群体或个体之间的转移或传播（钟海欧 等，2012）。其可以发生在企业内部，如个人与个人之间、个人与群体之间、群体与群体之间的知识转移；也可以发生在企业之间，如联盟企业之间的知识转移（Singley et al.，1989）。

知识按其在组织间转移的难易程度可分为显性知识（explicit knowledge）转移和隐性知识（tacit knowledge）转移两类（刘丽萍，2004）。显性知识是存在于容易移动载体中的一类知识，可通过书面记录、数字描述、技术文件和听报告等形式表达和交流，能够以形式化、制度化和规范化的语言清晰地表达和传递知识。隐性知识是存在于个人的专业技能、组织的管理流程中的一类知识，是高度个性化的知识和长期积累的经验相结合的产物，通常依附在个人的脑海里，具有主观性、经验性、不可编码性、非结构化、独特性和独占性的特征。不过，二者之间并无明确区分，在一定条件下还可实现相互转化。隐性知识是显性知识的前提和基础（根基），显性知识是隐性知识的表象和成果（果实）。

知识转移理论认为，知识转移的过程包括知识发送和接受两个过程。当信息知识从拥有的一方出发向知识需求者转移时的整个程序就是知识转移的过程，而知识需要同时实现传递和吸收两个步骤（Davenport et al.，1998）。知识转移的过程通常受到 4 个方面的影响，分别为转移主体、转移意境、转移内容、转移媒介。

（二）案例介绍

鼓励和引导社会资本发展医疗卫生事业，形成投资主体多元化、投资方式多样化的办医格局，是新一轮医药卫生体制改革的基本原则和重要内容。21 世纪初，随着医改的深入推进，我国开展了公私合营制医院的实践。2011 年 7 月，深圳市人民政府与香港大学签署合作协议，由双方共同组建的团队对香港大学深圳医院（以下简称"HKU-SZH"）进行管理。该院于 2012 年 7 月正式试业，经过长期运营，成为公办公营 PPP 模式的典型之一。同年，潮南民生医院与汕头市潮南区人民政府、汕头大学医学院第一附属医院（以下简称"汕大一附院"）签订了三方协议，由潮南区政府主导，汕大一附院经营、管理 PPP 模式医院，其公办民营模式获得了国内外的广泛关注。而相比前两家医院，揭西县中医院则名不见经传。该医院由深圳安远投资集团出资，南方医科大学珠江医院托管，是企业全额投资的公立非营利性医院。采购（供应链）全权由资方负责，托管方仅负责运营管理，这一民办公营的合作模式为医改带来了不一样的思路。由此来看，香港大学深圳医院、潮南民生医院和揭西县中医院具有较高的 PPP 模式代表性，因而本研究选择其作为案例进行研究。

1. 香港大学深圳医院

HKU-SZH 的成立始于中央政府与香港大学的共识，立足深圳政府与香港大学的合作。根据深港双方合作协议，HKU-SZH 始终坚持公立医院属性，保障医疗卫生服务的公益性。双方在医院管理体制、保障公益性、提高服务质量和工作效率等领域大胆改革，成为全国关注的重点。

在组织使命上，双方具有契合的利益诉求，HKU-SZH 担负着"内地公立医院改革试点"的重要使命，而深圳则希望借助香港大学强大的医学技术和学科实力，建立一家医疗力量强大的医院，解决群众看大病难的问题。

在合作模式上，深圳市政府作为投资方，出资建设 HKU-SZH，香港大学则提供先进的医院管理理念及医疗技术，双方以长期合作为目标。市政府行使对医院的所有权，主导医院董事会工作。香港大学参加医院重大事项决策，主导医院经营管理事务，为医院发展提供医疗、教学、科研人才和技术保障。由此形成了由顾问委员会、董事会和医院管理委员会组成的三级管理架构。

在医疗管理上，HKU-SZH 采取了一系列改革措施。如推行普通门诊强制预约挂号模式，实行"先全科，后专科"的分诊制度。构建统一的管理信息系统，破除信息孤岛，实现患者的唯一号码管理。全科医疗与住院费用的打包收费模式，让诊疗费用充分透明，并限制医生开大处方、大检查。参照香港模式，依据患者疾病情况，检验检查结果获取时间差异化设置。将不收红包写入劳动合同，督促医护人员坚守应有的道德操守，为每位医生购买"职业责任险"，为医生专注治疗提供有利环境。此外，还将非营利性服务与营利性服务分开，充分体现医院公益性质。

由于 HKU-SZH 的财务结构不同于香港医院，医院需要自负盈亏，但在实际运营中，医院尚未形成自负盈亏的能力，因此深圳市政府对其支持仍然居于高位。

2. 潮南民生医院

由于地域和历史原因，自潮南新区于 2003 年建立以后，全区仅有一所由乡镇卫生院转为二级医院的区人民医院，卫生资源匮乏，群众只能辗转到汕头中心城区乃至广州等地就医，看病难问题极为突出。为此，潮南区委、区政府大力吸引社会资本兴办医疗机构，决定由香港互惠公司与汕头潮南明安里贸易公司共同投资创办汕头潮南民生医院，并由汕大一附院托管，民生医院实行自主经营、自主管理、自负盈亏，探索出一种卫生支农和医疗扶贫的新模式（张宝库，2006）。

在组织使命上，潮南区政府希望借助潮南民生医院的发展，改变潮南区医疗设施、医疗能力落后的现状。潮南民生医院担负着改善区域医疗服务水平和缓解当地群众"看病难、看病贵"问题的使命，并希望凭借汕大一附院的管理经验以及技术能力，使医院获得长效发展。

在合作模式上，医院发展初期采取汕大一附院托管模式，三方签订协议厘清了各方的权利和义务，实施民生医院与汕大一附院人才共享合作战略，明确了政府对医院监管的职责。汕大一附院通过成立咨询托管委员会的组织形式，给予潮南民生医院管理和技术上的支持。在发展后期，三方通过更规范的协议，实现了投资方负责医院的投资建设、汕大一附院负责医院的全面管理和运营、政府负责全面的监督工作这一实质意义上的 PPP 模式。

在医疗管理上，潮南民生医院实行了全方位的改革措施，主要包括建立员工动态聘任制、构建新员工培训体系、完善配套医疗设备、建立垂直的护理工作领导体系与弹性的床边教学模式、推行医药费用三级明细清单制度等方面，实现了医教研管密切协同，促进了医院长效发展，在提升核心竞争力的同时，充分彰显医院的公益性，推动各方利益的趋同与共享。

潮南民生医院在实践中由托管模式转化为 PPP 模式，在汕大一附院经营管理下成为在潮南地区一家具有三级医院规模的大型现代化综合性医院，让居民在家门口就能享受优质的医疗服务，获得了当地居民与政府的一致好评。

3. 揭西县中医院

揭西县中医院原仅有 60 余张床位，因医院经营不善，员工工资较低，无法满足当地居民、员工等相关利益方的需要，而其所在县城医疗资源丰富，有人民医院、妇幼保健院等医疗机构。相比之下，京溪园镇虽交通便利，但医疗资源极为缺乏，青壮年大多在外，实际人口不到 20 万人。为了改善当地群众"看病难、看病贵"的问题，揭西县中医院于 2012 年 12 月迁至京溪园镇，并开展了一系列改革。

在组织使命上，揭西县中医院致力于打造粤东地区设备一流、技术一流、服务一流的现代化医院。政府希望通过民营资本的引入改善当地医疗资源落后现状，为当地居民提供优质的医疗服务，缓解"看病难"的问题。对于投资方来说，选址具有极大的公益性，可获得较高的社会效益。对于珠江医院而言，托管揭西县中医院，一方面出自行政命令；另一方面希望通过托管扩大医院知名度，提高医院在当地的影响力，促进医院发展。

在合作模式上，揭西县中医院 PPP 模式共分为两个阶段，第一阶段是投资方与揭西县政府达成协议，明确医院为国家事业单位，公立非营利性性质不变。揭西县中医院成为一所民办公立医院，行政上隶属揭西县卫生局。第二阶段为揭西县中医院建设完成后，投资方考虑到医院运营的专业性，缺乏医院管理的能力，遂选取南方医科大学珠江医院进行第三方托管，长期派驻医院管理人员，负责全面管理、人才培养及学科建设，同时开展双向转诊、远程会诊、定期义诊等合作项目，以实现医院运营长效发展。

在医疗管理上，主要采取公立医院性质管理、理事会负责下的院长负责制，采取目标管理方法、实行扁平化的管理组织架构、实行护理单元管理、强化专业技术培训等组织体系变革措施。在医院实际运营中，托管方始终立足本土化，坚持"以人为本"，充分利用现有人力资源，不断培育本土优秀医务工作者。

随着医院的运营，揭西县中医院服务范围扩大，获得了当地民众一致好评。其配置的高端医疗设备，让当地居民在家门口就能接受相关检查，为疾病的诊治提供了方便，减少了前往大型医院就诊时再次检查的成本。

本研究对 3 个案例的发展情况进行比较，如表 1 所示。医疗机构是一个知识分子云集的组织，人力资源是医疗机构运营成功的关键因素之一。由于文化差异，HKU-SZH在运营中需要时间磨合以达到理念和行为的趋同，才能够很好地转移香港方知识。而潮南民生医院和揭西县中医院在与托管方合作的过程中，很好地吸收了托管机构的知识。因此，知识转移概念成为我们关注的重点。

表 1　3 个案例发展情况的比较

指标	HKU-SZH	潮南民生医院	揭西县中医院
所有制	公立	民营	公立
性质	非营利性	营利性	非营利性
所有权	当地政府	香港互惠公司与汕头潮南明安里贸易公司	当地政府
投资方	深圳市政府	香港互惠公司与汕头潮南明安里贸易公司	深圳安远投资集团
管理层面	顾问委员会、董事会、医院管理委员会组成三级管理架构	咨询托管委员会	理事会负责下的院长负责制
空间距离	香港毗邻深圳，但受出入境影响	车程接近 1 小时，交通方便，同属一市	与珠江医院车程近 7 小时
合作形式	派驻香港医生 由香港知名专家担任科室主管 内地医生前往香港进修 邀请香港知名专家前往讲学	派驻汕大一附院医护人员 由汕大一附院科室主任、护士长担任民生医院相应科室职务 民生医院医护人员必须先经过汕大一附院的培训 邀请知名专家前来讲学	托管方派驻专家 2 人，1 人任院长职务兼大内科主任；另 1 人为手术专家，负责大外科 选择性派出优秀人才、紧缺人才前往托管方学习 邀请托管方专家前往讲学

三、数据收集和发现

（一）数据收集及处理方法

①案例研究法。选择 3 家运用 PPP 模式的典型医疗机构，通过实地访谈、二手资料收集等方式收集资料，并采取内容分析等方法进行案例分析。

②比较研究法。采用比较研究的方法，对国内医疗卫生领域运用 PPP 模式的经典实践经验进行比较，分析中国情境下在医疗卫生机构运用这种模式的可行性和发展前景。

③规范分析方法。采取规范分析方法，分析 CHPPP 模式医院所面临的风险以及 CHPPP 模式医院的合作机制。通过对医疗卫生体制改革的成败经验的把握与分析，提出未来的医疗机构及其体制变革目标，解决医疗机构运行和管理体制的问题。

④理论分析法。在前述案例描述的基础上，以知识转移为核心分析线索，分析在中国市场环境下，资源要素的所有者之间如何达成 CHPPP 合作；在 PPP 合作框架下，资源要素的所有者如何实现新价值的创造过程。针对如何达成合作，该研究对各个案例合约谈判阶段的合作动因、风险考量、资源投入、风险降低机制进行了详细的分析，并分析了影响"知识传递"与"知识转换"效果的前置因素以及中介传导机制。

（二）案例主要发现

1. PPP 模式的内在动因

（1）缓解当地政府对医疗机构投入紧张问题

PPP 模式得到政府的积极推行，很大程度上是因为民营部门资金的引入能够缓解政府的资金投入压力，当政府遭受沉重债务负担时，PPP 往往应用得更为普遍（赖丹馨 等，2010）。在调查中，潮南民生医院和揭西县中医院是在当地政府无力投入大笔资金建设医疗机构的背景下，通过引入民营资本，减轻当地政府财政压力。

（2）缓解医疗服务供需矛盾困境

HKU–SZH 的根本目的是通过高端医疗满足居民高层次医疗服务需求。潮南民生医院与揭西县中医院所在地都是医疗资源匮乏地区，供需矛盾突出。潮南民生医院和揭西县中医院经过引入社会资本后，在当地拥有较高居民满意度，有效缓解了医疗服务供求方面的矛盾问题。3 个案例实践证明，仅仅依靠公立医疗机构，居民多元化卫生服务需求难以满足，引入 PPP 是满足居民多元化卫生服务需求的重要实现途径。

（3）提高当地医疗机构整体服务水平

潮南民生医院和揭西县中医院的受托管理方，均为大型三甲综合医院，因此拥有了托管方优质资源。港大深圳医院的管理方为香港大学医学院，为深圳带来了优质医务人力和先进设备设施。其引入的香港式管理理念，更为内地医疗机构改革注入了新鲜的活力。

（4）提高公立医院医务人员生产力

调查的3家医院均为拥有独立人事权的医院，采取了企业管理的组织架构，形成了灵活的公立医院人事管理制度。如港大深圳医院按照香港医院运营模式运营，与内地医疗机构相比拥有独立的人事权，为每位医务工作者购买职业责任险、实行"全员社会人"、岗位绩效工资管理等措施，在提升医务人员工资水平的同时，有效提高了医务人员的工作绩效。

（5）实现各方合作共赢

对于政府来说，希望通过PPP模式增加卫生服务的供给，获得群众满意。如深圳市政府希望通过引入香港模式，为深圳医院提供范本，乃至为全国医院改革提供科学、可行的经验。对于接受委托方来说，期望能够扩大其影响力，实现组织扩张。被委托方则是试图通过委托方的管理提高自身医疗服务能力。而潮南民生医院与揭西县中医院的投资管理表明，投资方希望拓宽投资渠道，通过医院运营获得长期的经济效益和社会声誉。综上所述，合作方拥有不同的合作动因，除共同的经济动机外，政府还包括政治动机，资方还包括社会动机，而委托方和被委托方还包括发展动机。

2. PPP 模式的合作风险与风险控制

本研究通过综合分析3个案例中合作各方存在的问题及风险，认为合作各方均存在着合作风险，但其所面临的主要风险有所不同（表2）。

表 2 合作风险归纳

相关方	合作风险
地方政府	1.谁是合适的合作伙伴
	2.能否有效提供公共品
	3.能否承受失败的责任
私营方	1.资本的经济风险
	2.产业陌生
	3.环境不确定性
	4.经营管理风险/对托管方期望过高
	5.合约终止风险/政府支持的态度发生变化

相关方	合作风险
管理委托方	1. 地域市场陌生
	2. 知识转移障碍
	3. 运营管理风险
	4. 不同文化背景的冲突

以上风险贯穿于 PPP 合作的全过程，一般来说，风险控制可以从合作伙伴的搜寻阶段、评价阶段和谈判阶段 3 个方面着手。从研究案例可以看出，CHPPP 各方主要在谈判阶段通过签订协议来规避合作风险，却较少关注搜寻阶段和伙伴的评价阶段的风险控制。因此除协议上的约束外，CHPPP 的实际运行更多地依靠各方间的信任，其中政府信任对 PPP 项目有较大的影响。从宏观上看，由于 PPP 项目的长期性，政策的持续性和稳定性必然影响项目成本，这是投资方考虑的重要因素。从微观上看，政府权威地位容易导致 PPP 项目缔约不善的问题，政策的制定与执行之间是否存在差距，能否在建立 PPP 合作关系的过程中公正地对待民营部门，决定着投资方是否具有合作的意愿。

值得注意的是，案例中尚未出现因政府原因导致合作不成功的现象。可能是在案例中，PPP 投资方并未完全遵循市场竞争机制选择合作伙伴，政府的信任度高。具体来说，HKU-SZH 为上级政府牵头，因而能够在政策上获得倾斜。潮南民生医院的投资方在当地拥有良好的政府资源，同时也是唯一愿意全资投入建设医院的企业。揭西县中医院则是企业家主动与政府合作建设医院，并且保留医院非营利性，揭阳市政府在未投入资金情况下拥有了一所公立医院，因而从政策上给予充分支持。

3. PPP 模式的伙伴间信任来源

从上述分析可以看出，良好的信任是 PPP 运行的重要保障，一般认为，组织合作间的信任是为了实现既定目标而对其他具有合作关系的企业产生的正向心理预期（Mayer et al.，1995）。高水平的信任会有助于个人或组织进行知识共享或知识转移，减少对方监督或防范的成本。在以知识转移为目的的合作中，信任源于以下 5 个方面。

①历史交往的经验。在合作初期，合作各方之间信息了解不足，成员间的相互猜疑、窥探情报、试探行动等现象在所难免。但随着时间的推移，合作伙伴根据对方在合作中的实际表现与所期望的行为进行对照，会不断地增强合作的信心和对合作伙伴的信赖。如南方医科大学与揭阳市本身为对口帮扶的关系，南方医科大学与市政府在历史交往中形成了良好关系。因而揭阳市政府极力促成投资方与南方医科大学合作。南方医科大学则接受揭阳市政府的委托，指派珠江医院全面负责揭西县中医院的运营管理。

②知识转移参与者的声誉。投资方在选择合作医院时，合作医院的声誉是一个重要指标。如 HKU–SZH 的管理方——香港大学医学院，在国内外享有盛誉，在临床和学术上拥有大量的专家教授。潮南民生医院的管理方——汕大一附院，是粤东地区唯一进入前 30 强的医院，是粤东地区首屈一指的三级甲等医院。揭西县中医院管理方——珠江医院，是有着 2000 张编制床位的集医教研为一体的综合性教学医院，有儿科和神经外科两个国家级重点专科。

③双方对知识共享与转移所做的各种准备和投资。只有知识水平接近、知识结构相似的个人或组织，才容易进行知识共享与转移。医疗相关知识的转移除依赖人员配置外，相应设备的配置也是极为重要的。PPP 医院为了更好地实现知识转移，在相应的硬件设施上都有较大投入。如 HKU–SZH 建设先进的信息化系统，潮南民生医院与揭西县医院在当地设备配置上均属前列。

④合作成员的社会和文化背景。PPP 合作方社会背景和组织文化越接近，越可能形成具有明显特征、共享利益的组织文化。如果合作伙伴间存在明显的文化差异，则需要 PPP 合作成员进行良好的沟通。如 HKU–SZH 合作双方在门诊制度和诊疗服务上有较大的差异，对组织观念、行为以及知识转移绩效都将产生影响，这在 HKU–SZH 的初期运营过程中得以体现。

⑤约束性的承诺。通过合法性契约来阻止机会主义行为，可使 PPP 合作成员清楚行为预期，根除投机心理，同时也可提高对其他成员的行为信任度。在本研究的 3 个案例中，各利益相关方均签订合作协议，以契约的形式规定了各方的权利与义务。

4. PPP 模式的伙伴间知识转移

（1）知识转移的类型分析

案例 A：HKU–SZH 知识转移的情况

①管理知识的转移。

HKU–SZH 实行香港式管理理念，这与深圳市政府所期望的医改探索相一致。但 HKU–SZH 医护人员由深圳市政府聘用，拥有内地医院文化理念，与香港式医院管理存在较大的文化差异，且存在语言沟通障碍，阻碍了管理知识的转移。

②医疗技术知识的转移。

在医疗技术等知识的转移上，科室主管拥有管理科室内部事务的绝对权力。这一设置的初衷是简化行政部门，并将香港经验通过日常工作潜移默化，实现知识有效转化。但在实际工作中，科室主管不能很好地兼顾 HKU–SZH 的管理及培训工作，医疗技术等知识实际转移不够。

案例 B：潮南民生医院知识转移的情况

①管理知识的转移。

潮南民生医院成立了咨询托管委员会，各委员由汕大一附院高层管理者承担，并且设执行委员会，作为民生医院管理团队，执行委员会委员均由汕大一附院管理者担任。

潮南民生医院明确制定了"一科两区制"，汕大一附院派驻科室主任和护士长，他们均参加汕大一附院院周会，这从制度上保证了两院发展的一致性和规章制度的落实，有利于实现组织文化、制度、流程等知识的高质量转移。而长期驻扎于潮南民生医院，能够对下级医生实现潜移默化的影响，有效沟通，保证了管理理念的转移。

②医疗技术知识的转移。

具有丰富临床经验、较高业务水平和管理能力的病区主任和护士长，在员工遇到问题时能够及时指导，随时交流，员工能够消化其转移的医疗技术知识，实现了隐性知识的转移。同时邀请汕大一附院专家教授通过有针对性的专科专题讲座、病房病历讨论等培训形式，让医护人员了解先进诊疗技术，更新临床专业知识。

案例 C：揭西县中医院知识转移的基本情况

①管理知识的转移。

珠江医院仅派驻了两人进驻揭西县中医院，一人为内科专家，兼任医院院长；另一人为外科专家，负责外科相关事宜。管理者以医院现有人力资源为基础，打乱原有科层结构，确定科室目标，实行大内科、大外科扁平化层级结构。在护理管理上，实行护理组制，给予护士长绝对的权威，护士薪酬也纳入科室，按照护理单元培训护理团队，组建专门的 ICU 护理团队。因此揭西县中医院形成了目标管理理念、扁平化的管理层级、护理单元管理制度等特色的管理理念。

②医疗技术知识的转移。

揭西县中医院并未采取全员前往珠江医院培训的方式，而是有针对性地选派紧缺专业优秀员工前往珠江医院进修，进修完毕后，医院会全力支持该人员将习得知识技术并应用和推广。同样，揭西县中医院会邀请有关专家有针对性地对员工进行培训，扩展员工临床技能，更新员工临床知识。

（2）知识转移的方式

根据 Polanyi（1966）对知识的分类，知识可分为显性知识和隐性知识两个方面，因此知识的转移包括了隐性知识和显性知识的转移，在案例中存在个体和组织的隐性和显性知识转移，如表 3 所示。

表 3　各案例的知识转移方式

分类	医院	方式
个人隐性知识转移	HKU-SZH	口授、交流
	潮南民生医院	
	揭西县中医院	
组织隐性知识转移	HKU-SZH	1. 直接应用香港式的医院管理制度、文化、工作流程图示等
		2. 在医疗实践和管理实践中，产生潜移默化的影响
		3. 组织内部的交流与合作，使深圳方聘用个体逐渐顺应组织而转化为隐性知识
	潮南民生医院	1. 采取"一科两区制"：汕大一附院直接派驻中高层管理者，保证了汕大一附院的组织文化、制度、流程等知识能够有效转移给民生医院
		2. 在医疗实践和管理实践中，产生潜移默化的影响
		3. 民生医院新进员工必须先至汕大一附院培训半年以上
	揭西县中医院	1. 派驻管理者，由管理者对原有组织打破重组，形成新的组织文化
		2. 在日常工作中产生潜移默化的影响
个体/组织显性知识转移	HKU-SZH	交流、解读
	潮南民生医院	
	揭西县中医院	

（3）知识转移的过程

在动态竞争环境下，企业真正的竞争优势源自内部那些有价值的、稀缺的、不可模仿与替代的资源或能力（董保宝 等，2013）。Leonard-Barton（1992）、Spender（1996）更是认为知识是最独特、"唯一有意义的"资源，因为它具有路径依赖性与因果模糊性而不易被模仿。因而知识转移具有极为重要的意义。本研究结合案例和理论，提出了CHPPP知识转移模型，据此总结CHPPP知识转移效果的影响因素与路径，如图1所示。

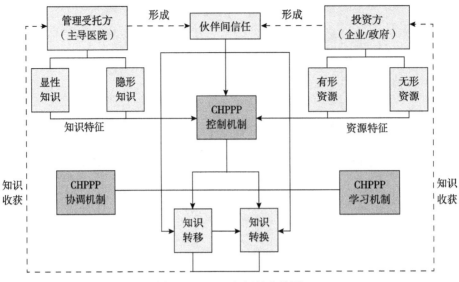

图 1 CHPPP 知识转移模型

1）知识转移的路径

①伙伴间信任影响知识转移效果。信任可以带来更多的知识转移和传递。一般来说，组织间的信任关系可划分为计算型信任、关系型信任和制度型信任 3 个维度，不同信任关系对知识转移效果的影响程度不同。

具体来说，计算型信任是一方基于守信收益和失信成本的经济考量，有助于医院伙伴关系组织中知识传递活动的开展。在研究案例中，当知识转移方（管理受托医院）认识到对方（投资方）已经对知识共享与转移所做的各种准备和投资时，资产专用性会进一步提高对方的失信成本，提高知识转移方的知识传递意愿。关系型信任有助于医院伙伴关系组织中知识传递活动和知识转换活动的开展。在建立伙伴关系的过程中，双方之间进行了充分了解，掌握了值得信赖的信息，这就构成了知识传递的信任基础。委托方对知识转移方能力、声誉的充分信任，有利于增加委托方对知识转移活动的支持，使得知识传递活动更容易展开。制度型信任有助于医院伙伴关系组织中知识传递活动的开展。合同契约的相关条款可以对对方产生具有可信的约束，能够保证自身的基本权利和财产权利。

结合案例，可以发现伙伴间的信任有助于提高知识转移的效果。其中，计算型信任和制度型信任有助于知识传递活动的发生，关系型信任有助于知识传递活动与知识转换活动的发生。

②知识或资源特征影响控制机制的选择。合作控制是指 PPP 医院为了达到战略目标而进行调节和监督的过程（Das et al.，2001）。在医院 PPP 合作中，双方投入的资源

类型、知识类型组合影响控制机制的选择。标准化的（显性）知识、有形资源能够通过较为固定的规则或传递方式（正式控制）进行学习转移，而非标准化的知识（隐性）、无形资源转移难以用程序化的方式（社会控制）进行（Chung，2004）。因此，依靠契约和程序化检查的正式控制只适用于有形资源、显性知识转移和开发。而无形资源、隐性知识的转移和开发则要依靠社会控制的方式，基于各方互信和社会化互动行为来实现目标。

简言之，有形资源、显性知识获取比例越高，正式控制机制在CHPPP模式医院中越适用。无形资源、隐性知识获取比例越高，社会控制机制较正式控制机制越有益于CHPPP模式医院的发展。

③伙伴间信任提高PPP模式医院控制机制的效率。良好的信任是PPP医院控制能力的重要保障。制度型信任将制度作为双方合作的基础，以规章、制度等形式实施正式控制，以达到维护合作稳定的目的。而在计算型信任的情况下，由于双方的合作主要是基于一种利害关系，如己方掌握了某些关键资源，按照资源依赖的观点，资源越关键，资源控制者的权力就越大，实施正式控制的能力就越强。但值得注意的是，除了制度型信任和计算型信任，双方间往往有着一种比较强的依赖关系。为了保证双方合作顺利，双方在合作上的认同也非常有必要，因此双方将尽可能通过文化、关系等因素对合作者进行渗透，形成关系信任，实现成员间相互理解和价值共享，引发期望行为，从而提高社会控制机制的能力。

因此，合作伙伴间的信任水平有助于提高CHPPP控制机制的效率。当合作伙伴间的制度型信任和计算型信任水平越高时，正式控制机制的效率越高。而当合作伙伴间的关系型信任水平越高时，社会控制机制的效率越高。

2）影响知识转移效果的因素

①合作控制机制。在PPP合作中，投资方和受托方具有不同的利益诉求。利益差异使PPP合作存在着机会主义行为倾向，进而增加了组织间合作风险，对潜在的合作收益产生不利影响。为了将关系风险控制在可承受范围内，企业需要通过正式控制机制有效制约机会主义行为。具体来说，当契约控制程度较低时，合作成员的知识共享范围和行为边界模糊，合作关系的透明度低，容易诱发合作伙伴的机会主义行为动机。当契约控制程度中等时，合同明确规定了知识交流的行为制度规范，使合作成员对知识共享的合理范围和正当行为界限具有清晰的认识，合作的透明度增加，从而有效降低合作伙伴利用契约模糊性产生机会主义行为的可能性。当契约控制程度处于高位时，合作成员的行为灵活性被过度限制，很容易出现形式主义、"守死规矩"现象，从而降低了知识转移效果。即在CHPPP合作中，正式控制机制的功能越强，受托方向PPP模式医院知

识传递的效果先增加后减少，即两者之间存在倒"U"形关系。

社会控制方式的理论基础是社会交易理论，该理论强调合作组织使用组织标准、价值、文化和内在的指标来鼓励期望的行为和产出，通过减少组织成员目标的不一致性实现受控者的自我控制。在 CHPPP 的知识转移中，社会控制通过改变组织成员的价值行为取向，使其自觉地完成组织期望的知识转移行为。相较于正式控制，社会控制能促使更多的主体参与到 CHPPP 的知识转移中来，使得成员活动具有高度的灵活性和自主性，增强了合作成员参与知识转移的意愿。本案例中的 3 家医院均形成了良性的社会互动关系，受托方、委托方、出资方之间的显性和隐性知识转移较为良好。因此，可以发现，在 CHPPP 合作中，社会控制机制的功能越强，受托方向 CHPPP 知识传递的效果越好，CHPPP 知识转换的效果越好。

②协调机制。调和能力是指 CHPPP 在知识转移过程中建立和规范知识转移程序、协调成员参与知识转移、在环境变化时及时调整知识转移目标和任务以及解决知识转移冲突等方面的能力（周杰，2012）。调和能力能够使显性知识转移规范和程序在组织间得以建立，促进成员积极地参与显性信息交流。此外，合作组织彼此之间并不存在隶属关系，成员可能会因为知识转移目标、程序等产生冲突。此时，只能采取协调的方式解决 CHPPP 中的冲突问题。在 HKU–SZH 的 PPP 实践中，良好的协调机制在调和不同文化背景下的医疗管理模式具有重要作用。通过这一案例，可以看出 CHPPP 的调和能力能够有效提高知识传递的速度、降低知识传递的成本，从而提高知识传递的效果。

沟通能力是指在合作组织间进行知识转移时进行正式、非正式信息共享所需的能力。在 CHPPP 的知识转移中，不同组织之间因文化、价值观、管理程序等的不同而存在着交流障碍，导致知识转移困难（Javidan et al.，2005）。在这种情况下，要想有效地实现知识转移，必须构建多元化沟通机制，为组织间的沟通创造条件。案例表明，组织间紧密互动有利于知识转移，组织之间进行沟通可以加深彼此对隐性知识的理解和认识，消除隐性知识的嵌入性影响。拥有较强沟通能力可以使 CHPPP 建立多种与其合作伙伴沟通的渠道，加强与合作伙伴在组织和个人层面的交流。同时，也会降低在知识转移过程中由不能理解或理解错误产生的认知成本，促使合作伙伴拥有"共同语言"。因此，沟通能力能够提高 CHPPP 知识转移的速度和有用性，从而提升知识传递和知识转换的效果。

③学习机制。以往研究发现，很多组织虽然具有合作经验，但是无法从合作组织中获取相应的管理知识；也就是说，缺乏组织学习机制，从而导致学习无效，这是导致合

作活动失败的一个重要的原因（Simonin，1997）。合作组织的学习机制由两个维度构成：一个是跨边界人员的能力素质（Ritter et al.，2003），另一个主要是学习的惯例和机制（Kale et al.，2007）。

跨边界人员主要指核心医院派出人员，充分的个人经验与经历对于被委托医院学习知识非常重要。在案例中，跨边界人员能力素质对知识转移具有三点影响：一是跨边界人员对组织差异的体会与把握，使得他们能够寻求更有效的知识转移方式，如对知识转移的难易、先后次序、转移重点、克服障碍的考虑，从而建立起有效的知识转移渠道。二是跨边界人员的有效管理所形成的非强制性威望能够得到下级管理者和员工的拥戴，即通过组织内部人际间的垂直信任，有效改变内部人员接收知识的意愿，从而降低知识传递的成本。三是跨边界人员的创造性能力和合作能力，能够与各方人员开放交流知识，形成创造性解决问题的方案，从而引导知识转换的发生。也就是说，跨边界人员的能力素质能够提高 CHPPP 知识转移的速度和有用性，从而提升知识传递和知识转换的效果。

CHPPP 组织学习的惯例能够提高知识转移的速度和有用性，从而提升知识传递和知识转换的效果。一般而言，合作初期在选择合作伙伴时，要注意组织间的差异性。如果组织间差异过大，则容易产生不利于知识转移的因素。这时通过正式的学习机制来减少这种差异十分重要。从研究案例中可以发现，主动的学习机制通过分散在管理者、技术骨干、员工等个体人力资本的经验与认识上，经过组织学习的集体化、显性化过程加以提炼，形成组织内部正式的学习惯例、路径和机制，进而有效提升知识转移的效率。通过这种学习机制，增加成员间学习交流的机会，加快知识转换的进程。

四、讨论

综合案例与理论，本研究认为 CHPPP 是合作方基于伙伴间信任关系，在分析合作风险与风险控制的过程中，通过谈判与缔约，进行知识转移和转换，最终达成合作的过程。

第一，成功的谈判与缔约为 CHPPP 制定了基础性的框架，是达成 CHPPP 有效合作的第一步。这一阶段以伙伴间的初始信任为标志，是各种资源要素拥有者对相应风险和收益进行权衡的结果。计算型信任、关系型信任、制度型信任在此过程中减少了各方合作风险的可能。在面临环境不确定性、信息不对称的合作条件下，双方需要在战略意向上保持一致，在资源能力上进行有效互补，更需要有质量的"关系"推动合作行动的发生。

第二，谈判与缔约过程主要是对知识、资源进行合理转移的定价活动。当要素市场不健全的情况下，"行动"企业家很难通过外部购买或科层组织的方式获取相应的资源，因而 CHPPP 是一种典型的中间型组织形态，扮演的是资源孵化器的功能。由于投入的隐性知识、无形资源很难通过交易进行准确定价，因而正式合同是不完备的，合约监控的效力是有限的，更多地是扮演一种象征形式，起到确立和保护双方合作意向的作用。

第三，CHPPP 管理的目标既要防范风险投机，也要降低协调成本，更要进行价值创造。因而达成 PPP 的合作框架仅仅是"有效合作"的基础步骤，更需要 CHPPP 管理者进行有效的资源整合和知识管理活动。本研究提出 3 种主要的管理机制，即控制机制、协调机制和学习机制，它们是建立有效 PPP 合作的关键。

第四，CHPPP 成员需要在战略层面、利益层面以及业务层面全方位对 CHPPP 合作进行发展协调。在管理的过程中，需要重视两种能力的建设：一是调和能力，能够有效提高组织间的知识传递的速度，降低知识传递的成本。二是沟通能力，能够提高合作医院间知识转移的速度和有用性，从而提升知识传递和知识转换效果。

第五，在认知距离较大的情况下，建立主动学习机制的重要性非常突出。在 CHPPP 医院发展的初期，学习机制主要表现为管理人员的专业素质和社交素质。在 CHPPP 医院发展到一定阶段时，需要在组织层面建立学习的惯例，以促进医院内部自主学习，推动知识转换和创新，从而"孵化"出一个良性的"知识生产"单位。

综上分析，本研究认为，CHPPP 的有效合作是一个复杂的系统工程，需要各利益相关方的相互配合。对于政府来说，发挥 PPP 模式的政策导向和推动作用至关重要。PPP 的成功运作不仅依赖于政府的信用、项目公司的能力，更与运作 PPP 所需的配套法律法规、政策体系息息相关。这要求政府应改变传统观念，建立专门的 CHPPP 管理机构，制定政策鼓励借鉴 PPP 思路，推进公立医院建设，并加快制定相应的配套法律，以保障和规范社会资本进入医疗市场。

对于核心医院和 CHPPP 医院来说，在知识转移的过程中，核心医院在一定程度上具有保护知识的意识，不愿意将医院的隐性知识转移给 CHPPP 医院。同时，核心医院具有的解释和编码等知识传播能力也将对知识转移产生影响，而 CHPPP 医院为实现知识转移所做的努力，以及其吸收消化能力对知识转移也具有较大的影响。面对这一难题，核心医院应派驻包括成熟管理技能人员和专业技术力量的多元化团队，在对 CHPPP 进行运营的过程中，将自身目标与 CHPPP 目标相结合，在追求 CHPPP 目标实现的基础上达成自身目标，这对于推动实现 CHPPP 医院的隐形知识转移具有重要作用。而 CHPPP 医院首先需要提高组织文化兼容性，调和合作方利益冲突，借助核心医院的力量实现医院发展目标。其次，增强沟通能力，提供转移速度、降低转移成本。最后，建立员工主动学习机制，缩减与核心医院的差距，从而实现知识的转移转换，产生 CHPPP 特有的知识。

对于投资企业而言，坚持可行性分析和资金预算先行原则，预先进行深入的调查、设定目标、做好计划和资金预算，是医院运营成功的关键。具体来说，通过对潜在合作伙伴进行科学论证、选择相近社会背景和组织文化的大型公立医院、签订合作协议、赋予核心医院全面管理的权利等手段，以有效避免合作风险、实现知识转移。

参考文献

［1］ALLAN J R. Public-private partnerships：A review of literature and practice ［J］. Saskatchewan Institute of Public Policy，2001，63：499-512.

［2］CHEN C J. The effects of knowledge attribute，alliance characteristics，and absorptive capacity on knowledge transfer performance ［J］. R&D Management，2004，34（3）：311-321.

［3］DAS T K，TENG B S. A risk perception model of alliance structuring ［J］. Journal of International Management，2001，7（1）：1-29.

［4］DAVENPORT T H，PRUSAK L. Working knowledge：How organizations manage what they know ［M］. Cambridge：Harvard Business School Press，1998.

［5］JAVIDAN M，STAHL G，BRODBECK F，et al. Cross-border transfer of knowledge：Cultural lessons from Project GLOBE ［J］. Academy of Management Executive，2005，19：59-76.

［6］KALE P，SINGH H. Building firm capabilities through learning：the role of the alliance learning process in alliance capability and firm-level alliance success ［J］. Strategic Management Journal，2007，28（10）：981-1000.

［7］LEONARD-BARTON D. Core capabilities and core rigidities：A paradox in managing new product development ［J］. Strategic Management Journal，1992，13（S1）：111-125.

［8］MAYER R C，DAVIS J H，SCHOORMAN F D. An Integrative Model of Organizational Trust ［J］. Academy of Management Review，1995，20（3）：709-734.

［9］POLANYI M. The logic of tacit inference ［J］. Philosophy，1966，41（155）：1-18.

［10］RITTER T，GEMUENDEN H. Network competence：its impact on innovation success and its antecedents［J］. Journal of Business Research，2003，56：745-755.

［11］SIMONIN B L. The importance of collaborative know-how：an empirical test of the learning organization［J］. Academy of Management Journal，1997，40（5）：1150-1174.

［12］SINGLEY M，ANDERSON J. The transfer of cognitive skill［M］. Cambridge：Havard University Press，1989.

［13］SPENDER J C. Making knowledge the basis of a dynamic theory of the firm［J］. Strategic Management Journal，1996，17：45-62.

［14］董保宝，李全喜.竞争优势研究脉络梳理与整合研究框架构建：基于资源与能力视角［J］.外国经济与管理，2013（3）：2-11.

［15］赖丹馨，费方域.公私合作制（PPP）的效率：一个综述［J］.经济学家，2010（7）：97-104.

［16］刘丽萍.知识转移过程的运行机制与隐性知识转移机理研究［J］.哲学动态，2004（9）：13-17.

［17］肖南梓.医疗体制改革中政府作用的思考［J］.中国卫生资源，2006（6）：243-245.

［18］羽良.医改之痛：转型中国面临的社会政策危机［J］.董事会，2005（9）：70-71.

［19］张宝库.解决农村居民看病难的一条有效途径：汕头潮南民生医院调查［J］.中国医院，2006（4）：44-46.

［20］钟海欧，赵静.我国战略联盟知识转移理论研究述评［J］.情报探索，2012（12）：16-19.

［21］周杰.供应链联盟知识转移管理能力与知识转移效果之间的关系［J］.技术经济，2012，31（3）：48-52.

［22］朱坤，谢宇，尤川梅，等.南非卫生领域公私合作伙伴关系及启示［J］.中国卫生政策研究，2009，2（6）：57-60.

双重资本运营模式下医疗服务质量与患者满意度研究——以上海市第一人民医院为例 *

沈静 ①　Paula Vicente ②　万雯 ③

① 沈静，上海市第一人民医院

② Paula Vicente，葡萄牙里斯本大学学院教授

③ 万雯，南方医科大学卫生管理学院硕士生

摘要： 本文研究的公立医院双重资本运营模式是由两个不同主体的政府资本相结合的资本运营模式。基于团队互动理论，构建双重资本运营模式下团队合作、医疗服务质量与患者满意度的链路模型，并分析其中关系。结果显示，与单一资本运营模式相比，双重资本运营模式下患者满意度更高。双重资本运营模式能够通过团队合作与医疗服务质量的中介作用提升患者满意度。该研究为论证公立医院构建双重资本运营体系有效性提供了实证支持，建议公立医院尝试投入其他社会资本或者政府资本，助推公立医院运营体制改革高质量发展。

关键词： 双重资本运作模式；团队合作；医疗服务质量；患者满意度

Thesis Title: A Study on Medical Service Quality and Patient Satisfaction Under a Dual Capital Operation Model：A Case Study of Shanghai's First People's Hospital

Abstract： The dual capital operation model of public hospitals studied in this paper is a

---

*　沈静为南方医科大学与葡萄牙里斯本大学学院联合公共卫生政策与管理 2016 级博士；Paula Vicente 为该论文的指导教授。

capital operation model combining two governmental capitals. Based on team interaction theory, a linkage model of teamwork, medical service quality and patient satisfaction under the dual capital operation model is constructed, aiming to investigate the relationship between medical service quality and patient satisfaction under the dual capital operation model. The results show that the dual capital operation model is more helpful to improve patient satisfaction than the single capital operation model. The dual capital operation model can enhance patient satisfaction through the mediating effect of teamwork and healthcare service quality. This study provides empirical support to demonstrate the effectiveness of building a dual capital operation system in public hospitals, and suggests that public hospitals should try to invest other social capital or government capital to contribute to the high-quality development of public hospital operation system reform.

Keywords: dual capital operation model, team collaboration, quality of medical services, patient satisfaction

一、引言

在所有权与使用权分离的背景下，进行公立医院资本运营模式改革，保证医院资产的完整性以及国有资产的保值增值已成为医院的现实选择，中国医院管理正从服务经营型管理向资本运营型管理转变（李涛，2006）。为了改善医疗服务质量和提高患者满意度，政府鼓励公立医院创新体制机制，建立有序的医疗服务体系。坚持公有制为主体、多种所有制并存、多元化办医的格局，推动公立医院资本所有制由单一国有向多元化转变。

2013年，党的十八届三中全会通过的《中共中央关于全面深化改革若干重大问题的决定》提出，公立医院改革是我国医药卫生体制改革的核心和难点，明确提出要加快公立医院改革，落实政府责任。2015年，国务院公布《全国医疗卫生服务体系规划纲要（2015—2020年）》，为双重资本运营模式提供了政策依据。2017年，国务院办公厅出台《关于建立现代医院管理制度的指导意见》（以下简称《意见》），强调了医院管理体制的现代化。《意见》提出，到2020年，基本形成维护公益性、调动积极性、保障可持续的公立医院运行新机制和决策、执行、监督相互协调、相互制衡、相互促进的治理机制，促进社会办医健康发展，推动各级各类医院管理规范化、精细化、科学化，基本建立权责清晰、管理科学、治理完善、运行高效、监督有力的现代医院管理制度。

资本运营是医改的重要部分，主要通过优化资源配置降低成本，以实现资本收益最大化。在进行资本增值管理时，运用先进的资本价值管理手段，贯彻先进的经营理念，在多方面进行成本控制，从而以更小的代价获取更大的资本效益，不断提高综合经济效益（杜乐勋 等，2007）。医院资本运营是关键的经营管理活动，其在优化资源配置、提高运营效率、实现资本增值等方面起到重要作用。中国公立医疗机构相比于其他资本运营机构，在追求经济性与效益性的同时，还具有特殊性、福利性和公益性的特点。

当前，中国医疗机构的运营模式主要为单一资本运营模式和双重资本运营模式。单一资本运营模式医疗机构主要包括完全国有（政府）资本运营模式的公立医院和完全社会（或个人）资本运营模式的民营医院。双重资本运营模式医疗机构既包括来自不同资本的合作模式，如社会资本与政府资本合作模式的民营医院，也包括来自不同主体的同一资本的合作运营模式，如政府资本与政府资本合作运营的公立医院。

不同于传统的政府与社会资本合作模式，本研究中的双重资本是指两种不同主体的政府资本的联合。本研究以上海市第一人民医院（以下简称"市一医院"）与上海医药集团有限公司（以下简称"SPG"）的合作为例，研究其在双重资本运营模式下医疗服务质量与患者满意度之间的关系。市一医院是由政府资本控制的医疗机构，承担着救治重症患者的任务。SPG 同样是政府资本控制的，主要从事药品的研发、生产、分销和零售。这两者于 2013 年 7 月开始战略合作，SPG 的相关人员被允许进入市一医院的药剂管理部门，进行药品储存和库存管理。在 SPD 的推动下，市一医院优化了临床药师系统，实现了药品零差率政策，并提高了药品管理效率。临床药师在药品安全、成本控制等方面发挥了重要作用，提升了医疗服务质量。

上海市第一人民医院的双重资本运营模式是中国首例结合营利目标与非营利目标的现实实践。本研究以两种政府资本为切入点，在 SERVQUAL 模型等基础上构建调查问卷，基于团队互动理论，构建双重资本运营模式下医疗服务质量与患者满意度的链路模型，旨在探讨两个政府资本相结合的双重资本运营模式对医疗服务质量的影响，实证了在双重资本运营模式下通过团队合作和医疗服务质量两个中介变量提升患者满意度的链路模型，以期为公立医院资本运营模式的改革和实践提供参考和借鉴。

二、理论基础与研究假设

（一）理论基础

1. 资本运营的概念

资本运营（Capital Operation）又称资本运作、资本经营。广义的资本运营包括以资本增值最大化为目的的企业全部经营活动，狭义的资本运营是指筹划、组织、管理资本。资本运作方式主要有收购、兼并、股份制、参股、控股、托管、拍卖、联合、租赁等。当前，中国的医疗机构中所采用的资本运作制度，严格来说属于狭义的资本运作。其特点是以货币作为价值的计算基础，将医疗机构的资本证券化，通过医疗机构的合并、收购或者不同医疗机构间的战略联盟等方式，提升资本运营效率和运营效益（李涛，2006）。通过有效地运用这些资本运作工具进行科学管理，可以在很大程度上实现对经营风险的管控，促进资产优化配置，从而实现资本投入产出的最佳配置，并推动资本增值的最大化（徐祖铭，2002）。

2. 服务质量的 SERVQUAL 模型

SERVQUAL 模型（Parasuraman et al., 1988）以全面质量管理为视角，分析了 5 对关系之间的差距，对服务质量进行了评价、管理和改进。该模型体现了客户满意度是由客户期望以及提供服务感知两个不同维度的因素决定的。二者之间的差距可以作为满意度评价的基础，其主要差距包括 5 个部分：①顾客的期望和管理层对前者感知之间的差距；②服务提供者管理层对顾客期望的认知和企业服务能力与服务质量标准之间的差距；③服务质量规范和实际提供服务之间的差距；④实际提供服务和服务外部沟通效果之间的差距；⑤期望服务和感知服务绩效二者之间的差距。SERVQUAL 模型在服务行业被广泛应用，模型目标是充分了解客户需求和服务感知，为服务提供商提供一套行政管理和服务质量评价的综合方法。同时，借助该模型在服务商内部深入了解服务提供者个体对服务质量和客户期望服务的感知程度，以达到提升服务质量的目标。

3. 团队互动理论

Mcgrath（1984）提出团队绩效的提升不仅取决于成员的能力和各类资源，还取决于团队成员间的互动；基于此，他提出了团队互动理论，即从团队互动的视角解释团队效能。众多研究者对团队成员间的互动进行了研究，其中互动过程和商业模式对于团队效率的作用研究取得了一定的研究成果。Mcgrath（1984）通过分析得出，企业能够实现团队效能主要是由 3 个因素促成的，即团队成员的智慧、企业自身蕴含的资源和条件、团队成员之间配合过程中所达到的默契程度。团队互动过程因素主要包含合作、竞争、协调、决策等。Mcgrath（1984）的研究创新性地指出，团队后期产出与前期投入二者之间存在不可或缺的关联要素"互动过程"，并将团队互动过程视为一种中介角色，其存在于变量的输入和输出过程之中。

（二）研究假设

1. 双重资本运营模式、团队合作与医疗服务质量

市一医院实行双重资本运营模式后，在 SPD 的推动下，不但优化了临床药师系统，而且提高了药品管理效率。与此同时，临床药师参与治疗计划这一举措在药品安全、成本控制等方面发挥了重要作用，提升了医疗服务质量，有助于提高医疗服务的专业化、精细化。因此，得出假设：资本运营模式可能与服务质量有关。

根据团队互动理论，团队的协作能力是整合专业知识和协调认知能力的关键，医生团队专业化服务有助于提升协作性。因此，本研究提出假设 1。

假设 1：双重资本运营模式对团队合作有正向影响。

团队合作能力有助于提升团队的服务水平，表现为更强的管理决策和全过程高效率的团队合作。团队合作有利于妥善处理问题，使战略决策更有力，同时有利于提升团队的整体绩效。因此，本研究提出假设 2。

假设 2：团队合作对医疗服务质量有正向影响。

综上，本研究认为双重资本运营模式可以影响医生团队的协作性，加强医生团队合作有助于提升医疗服务质量。假设医生团队的团队合作可以在双重资本运营模式和医疗服务质量之间起中介作用。因此，本研究提出假设 3。

假设 3：团队合作在双重资本运营模式与医疗服务质量之间起中介作用，且双重资本运营模式对医疗服务质量有更强的正向效应。

2. 团队合作、服务质量与患者满意度

基于假设 1 的分析，医生团队协作有助于提升服务质量。一个高效的团队活动应当具备高效的沟通机制和团队在协调一致上的能力（Guastello，1998）。例如，治疗方案的制订需考虑患者状况和药师建议，各部门的信息也需综合考虑以提升服务质量。然

而，若团队关系混乱，则可能导致工作效率降低，影响服务质量。

基于患者对服务期望和实际体验的比较，患者满意度是衡量服务质量的关键指标。在服务质量的文献中，普遍认为感知服务质量对患者满意度具有正向影响，服务质量提升能够提高患者满意度（Bei，2006；Brady，2005；Cronin et al.，1992；Cronin, et al.，2000），因此，本研究提出假设 4。

假设 4：服务质量对患者满意度有正向影响。

研究认为团队合作能正向影响患者满意度。因为优秀的团队能更有效地提供治疗方案和信息，提高患者对服务的感知质量，符合患者的期望。另外，医生和药师的协同参与能够快速有效地提供专业建议，提高治疗效率和质量，增加患者的信任感。因此，本研究提出假设 5。

假设 5：团队合作能通过提升服务质量正向影响患者满意度。

3. 双重资本运营模式与患者满意度的链式反应

根据假设 3 和假设 5，研究认为双重资本运营模式能通过促进医生团队合作，进而提高医疗服务质量和患者满意度。也就是说，双重资本运营模式正向影响患者满意度，而医生团队合作和服务质量在此过程中起到中介作用。

双重资本运营模式促使每位医生提供专业方案，有效的信息沟通帮助形成高效协作，提供最佳医疗服务。而这些因素都会影响患者对服务的感知和满意度。因此，本研究提出假设 6。

假设 6：双重资本运营模式和患者满意度间的正向关系中，团队合作和医疗服务质量起中介作用。

基于以上假设，本研究构建了理论模型（图 1）。其中，假设 3 解释双重资本运营模式、团队合作和服务质量间的关系；假设 5 解释团队合作、服务质量和患者满意度间的关系；假设 6 解释双重资本运营模式、团队合作、服务质量和患者满意度间的链式关系。

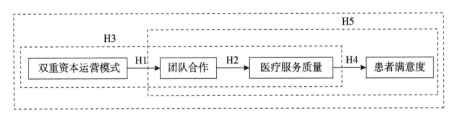

图 1 理论模型

三、案例展示

（一）市一医院介绍

市一医院始建于 1864 年 3 月，是当时中国规模最大的西医综合性医院，也是中国最早的西医综合医院之一。1992 年，该医院通过国家卫生部评审，成为全国首批三级甲等综合性医院。它有许多历史里程碑，如进行中国第一次针刺麻醉手术、中国第一次肝叶切除术、亚洲第一次成人胰岛细胞移植等。自成立以来，该医院 13 次保持上海市文明单位称号，于 1990 年以来分别荣获全国百佳医院、全国卫生系统先进单位、全国创建精神文明先进单位、全国医德建设活动先进单位、全国医院文化建设先进单位、全国五一劳动奖章等。

市一医院始终坚持"一切以患者为中心"的服务理念，践行"公溥仁心，济世臻程"的医院使命。作为医院的核心管理目标，市一医院致力于提高患者满意度。市一医院始终以质量持续提升作为医院的核心管理目标，在国内率先提出"六梁六柱"医院全质量管理（h-TQM）理论体系并付诸实践，通过结合卓越绩效准则标杆引领，倡导"质量·创新·共享"的医院文化，即以质量保障患者安全、以创新引领改革方向、以共享承担社会责任（潘卫兵 等，2017）。市一医院以使命为担当，积极探索现代公立医院管理模式的新形式，在实践中与卓越绩效标杆管理标准相结合，持续追求医院高质量发展、群众高满意度就医、员工高品质生活的"三高"目标，为早日实现"健康中国2030"的宏伟目标贡献智慧与力量。

（二）市一医院的双重资本运营模式

本研究所指的双重资本运营模式，隶属两个不同主体的政府资本之间的合作模式。双重资本运作模式的核心是分工合作，优势互补，强调让专业的人做专业的事，以保证资本运作效率最大化。

市一医院是中国首批资本运营模式属于双重资本模式的医院之一，是一所以社会福利为目标而非以营利为目标的政府资本附属三级医院。SPG 是一家从事医药研发、生产、销售和零售的企业，虽然隶属政府资本，但追求的是利润和经济效益。这两个实体都是政府资本，但它们由不同的上级国家管理机构管理。

市一医院的绩效考核由上海市卫生健康委员会进行。SPG 的绩效考核由上海市国有资产监督管理委员会（上海市国有资产监督管理委员会是根据市政府授权代表国家履行国有资产出资人职责的市政府直属特设机构）进行。根据国务院授权，国有企业代表国务院履行投资者责任（应松年，2018）。

2013 年 7 月，市一医院与上海医药集团有限公司达成战略合作，实施双资本运营模式，以提高医院的医疗服务质量和患者满意度。医院通过上海医药集团有限公司派驻的专业运营团队，引入国际先进的 SPD 模式，即各类医疗物资，如医疗器械、药品的供应、储存、加工、配送等交由第三方流通企业集中式管理，改变了传统上的药品只进入医院的存储仓库的做法，将服务进行扩展和延伸，药品不仅要送入仓库，物流公司的专业人员还要进行库存管理、发放药物的工作。在药房中，企业所派驻专业工作人员，要和医院的员工共同工作。

对于大部分公立医院来说，医药药品的管理工作十分烦琐，药品进货、分发、管理、结账等工作基本都是由医院的药剂科全流程处理的，导致其大部分时间都在处理物上的工作，无法充分发挥本部门人力资源优势和专业能力。同时，药剂科的粗放管理也存在较大漏洞，很容易成为利益输送的"回扣"环节。作为一种全新的管理方式，SPD 打破传统医院主导型的物资供应链管理模式，将非医疗部门与医院物资管理的全过程分离开来，让专业药品物流企业负责医院药品和耗材的存储与库存，帮助医护和药剂人员不再从事烦琐的物流工作，能够有精力钻研临床技术，提升专业能力和服务质量。依据其资本运营模式，市一医院的科室被划分为双重资本和单一资本两类。注入双重资本的科室包括胸外科、心内科、泌尿外科、内分泌科、消化科、骨科、神经内科、血液科、儿科、耳鼻喉科、神经外科、呼吸科、急诊危重病科、普外临床医学中心、创伤医疗中心、肿瘤临床医学中心，单一资本注入的科室包括妇产科、心外科、泌尿肿瘤科、老年科、眼科、康复科、国际医疗保健中心。

经过 3 年尝试，双重资本运作模式大大促进了市一医院药品耗材采购流程和其他药品流通流程的改革，有效改善了药品管理工作效率。医院在引进先进专业药品物流企业的同时，也在不断增加、应用相应智能设备，如自动发药机、智能存储、毒麻柜等。以信息化作为重要手段，提供高效的物流服务。与此同时，市一医院还梳理了药品目录，在满足临床治疗需求前提下，最大限度地减少医生在选择药物时的随意性。具体变化如表 1 所示。

表 1　市一医院双重资本运作下的变化

变化	项目	实施前	实施后
提升精益管理	精细化管理 供货模式 供应管理模式 库存管理	科室消耗无数据 推式 计划式管理 医院管理库存	医院各级管理者能够实时了解各个科室物资的消耗情况 拉式 定数化管理 供应商管理库存
综合成本下降	结算 库存物品净体积（消耗点） 领用单位 领用周期 药师/护士/库管减少人力	购买结算 $1.26\ m^2$ 整箱 双周/月 16人/（2人/消耗点）/6人	用后结算/窗口结算 $0.17\ m^2$ 定数包 日 11人/（1人/消耗点）/3人
提高效率	处方处理时间 发药、咨询窗口 药师工作转型	30～40秒 4+1 调配、复核、发药、咨询	10～15秒 7+2 更加侧重于用药咨询、向临床药学转型

表格来源：上海交通大学公济—安泰医院全质量管理研究中心（2016）。

综上所述，市一医院在实行双重资本运营模式后，医院医疗服务流程逐渐优化，医务人员团队协作效率、医疗服务质量有所改善，患者满意度水平逐年提高。然而，具体作用机制尚不清晰。双重资本运营模式如何提升医疗服务质量、患者满意度？团队协作和医疗服务质量在其中发挥怎样的作用？通过查阅文献并结合医院工作经历，本研究以市一医院与SPG合作的双重资本运营模式为案例，构建双重资本运营模式下团队合作、医疗服务质量与患者满意度的链路模型，进一步探究在双重资本运营模式下患者满意度和医疗服务质量改善的机理。

四、数据收集与发现

（一）资料收集来源

数据来源于在市一医院做的两项调研：①对患者的调研；②对医生的调研。在实行双重资本运营模式的科室及实行单一资本运营模式的科室中，分别收集100对医患数据。医患配对数据均来源于患者和其治疗医生。为了保证样本的正态性，遂采用随机抽样，最终收集到的数据为患者（n=184）、医生（n=67）。

本研究针对医生和患者两个群体，设计了不同的调查问卷，其中医生测量的是关于团队合作方面的问卷，患者测量的是医疗服务质量与患者满意度方面的问卷。本研究采用医患配对方式收集问卷，以患者为个案，看相同医生的患者对应相同的医生团队合作分数，不同患者具有不同的医疗服务质量和患者满意度分数。收集数据完毕后，两个合并成一个数据集，最后分析变量关系。在第一次数据收集中，收集了双重资本注入科室的医患配对的问卷。半个月之后，收集了单一资本科室的医患配对的问卷。登记被调查者的资本模式：双资本运营模式编码为1，单一资本运营模式编码为0。

患者的问卷测量包括患者的人口统计数据（性别、年龄、教育程度、职业、收入、住院时间），测量医疗服务的感知质量基于SERVQUAL（Parasuraman et al.，1988）量表，选择属性来测量医生的技术和服务质量。医疗服务质量和患者满意度本研究共向患者发放问卷200份，回收有效问卷184份，数据回收率为92%。在184份有效问卷中，双重资本运营模式有126条数据，单一资本运营模式有58条数据。医生的问卷包含关于医生的人口统计信息（包括性别、年龄、教育程度）和团队合作。共发放问卷100份。此外，有效地收集了67名医生的团队合作方面的问卷。数据回收率为67%。其中，32条数据来自双重资本运营模式的科室，35条数据来自单一资本运营模式的科室。

（二）数据分析方法

本研究使用描述性统计进行初步分析，在此基础上使用Mplus软件进行初步和潜在变量分析。数据处理包括3步：首先，采用Cronbach's alpha检测内部一致性。其次，通过验证性因子分析进一步检验了各变量的判别效度。最后，通过Mplus软件，使用Bootstrap分析和路径分析技术对每个假设进行评估，测试研究模型。

通过对数据进行分析，分别获得资本运营模式与医生的团队合作、医生的团队合作与医疗服务质量、医疗服务质量与患者满意度3个路径的回归系数。此外，在此基础上，并进一步检验了医生团队合作和医疗服务质量作为中介变量，影响资本运营模式与患者满意度之间关系的假设。最后，验证了医生团队合作和医疗服务质量作为中介变量，对资本运营模式与患者满意度的积极影响。

（三）资料分析结果

1. 探索性因素分析

本研究将所有项目放入探索性因素分析（EFA）并检查非旋转因素解决方案来实

现 Harman 的单因素分析。结果表明，研究中包含的因子（团队合作、医疗服务质量、患者满意度）具有大于 1 的特征值。研究中的因子解释的总方差为 73.02%，其中医疗服务质量解释 35.03%，团队合作解释 21.23%，患者满意度解释 13.75%。患者满意度结果显示，研究中所包含的项目均在一个因子上（因子负荷分别为 0.92、0.92、0.90、0.88），没有交叉负荷。本样本中团队合作的 Cronbach's alpha 值为 0.86，信度较高。

2. 验证性因素分析

采用验证性因素分析（CFA）检验 3 个维度（医疗服务质量、团队合作和患者满意度）的差异性。结果表明，三因素模型（χ^2=229.98，df=117，$RMSEA$=0.07，CFI=0.94，TLI=0.93，$SRMR$=0.06）优于所有可能的替代模型。

双因素模型（将所有变量综合起来，χ^2=671.66，df=119，$RMSEA$=0.20，CFI=0.50，TLI=0.44，$SRMR$=0.19）的验证性因素分析结果并不优于三因素模型 χ^2（df=3，n=184）=806.68，$P < 0.01$。综合以上分析结果可知，该理论模型效度良好，分析结果可靠。

3. 各维度的相关性

表 2 列出了所有研究维度加上资本运营模式变量的平均值、标准差和相关性。在双资本运营模式下，团队合作水平较高（r=0.14）。团队合作与医疗服务质量呈中弱正相关（r=0.29），即团队合作水平越高，医疗服务质量水平越高。医疗服务质量与患者满意度呈中弱正相关（r=0.25），即医疗服务质量越高，患者满意度越高。最后，资本运营模式与患者满意度之间有正向弱相关性（r=0.06），说明双资本运营模式下患者满意度较高，但相关性较弱。

表 2　描述统计和相关性（n=184）

变量／维度	平均	标准差	1	2	3
1. 资本运营模式	0.69	0.47			
2. 团队合作	4.73	1.23	0.14		
3. 医疗服务质量	2.90	1.00	0.09	0.29	
4. 患者满意度	5.05	0.90	0.06	0.06	0.25

4. 假设模型

在本研究中，运用回归分析的方法对假设模型进行检验，采用 Bootstrap 分析中介效应。此外，在分析中介效应时，本文使用置信区间而不是 P 值来确定中介效应是否显著。3个维度的回归模型结果如表3所示。

结果显示，双重资本运营模式显著影响团队合作（$b=0.16$，$P<0.05$）。因此，假设1"双重资本运营模式对团队合作有正向影响"得到支持。团队合作对医疗服务质量有显著影响（$b=0.24$，$P<0.001$）。因此，假设2"团队合作对医疗服务质量有正向影响"得到支持。

表3 3个维度的回归模型结果（n=184）

变量	团队合作	医疗服务质量	患者满意度
定量	4.50***	2.51***	5.44**
患者年龄	−0.01	−0.01	0.01
患者性别	−0.08	−0.17	−0.26
患者受教育程度	0.06	−0.12	−0.08
患者收入	−0.04	0.01	0.17
住院时长	0.29	−0.08	0.08
资本运作模式	0.16*		
团队合作		0.24***	0.23***
R^2	0.04	0.89***	0.12**

注：***$P<0.001$，**$P<0.01$，*$P<0.05$。

假设3提出资本运营模式与医疗服务质量之间的关系是由团队合作介导的。团队合作进入回归后，资本运营模式与医疗服务质量显著相关（$b=0.25$，$P<0.05$）。由表4可知，团队合作的间接效应也显著（$b=0.10$，$P<0.05$，$95\%CI=$［−0.22，−0.03］）。因此，假设3得到了支持。此外，可以清晰地分析得出，资本运营模式对医疗服务质量有积极的影响。具体而言，在双重资本运作模式下，医疗服务质量感知更高。

表4 主要作用和中介作用的结果

变量	医疗服务质量		患者满意度		
	M1	M2	M3	M4	M5
截距	4.50***	2.35***	5.44**	5.15***	5.06***
患者年龄	−0.01	−0.01	0.01	0.01	0.01
患者性别	−0.08	−0.17	−0.26	−0.26	−0.26*
患者受教育程度	0.06	−0.12	−0.08	−0.09	−0.09
患者收入	−0.04	−0.01	0.17	0.18	0.17
住院时长	0.29	0.02	0.08	0.05	0.11

变量	医疗服务质量		患者满意度		
	M1	M2	M3	M4	M5
资本运营模式	0.16*	0.25***			−0.20
团队合作		0.30*	0.23***	0.10*	0.10*
医疗服务质量				0.27***	0.27**
R^2	0.04	0.11**	0.12**	0.13*	0.14***

注：n =184；资本运营模式：1= 双重资本运营模式；0= 单资本运营模式。

***$P < 0.001$，**$P < 0.01$，*$P < 0.05$。

假设4提出医疗服务质量显著影响患者满意度。结果显示，医疗服务质量显著影响患者满意度（b=0.27，$P < 0.001$），因此假设4得到支持。因此，认为医疗服务质量与患者满意度之间存在显著的关联。

假设5提出医疗服务质量是团队合作与患者满意度之间的中介关系。医疗服务质量回归后，团队合作与患者满意度显著相关（b=0.23，$P < 0.01$）。模型1（M1）旨在分析资本运营模式与医疗服务质量的直接关系；模型2（M2）旨在通过团队合作的中介作用分析资本运营模式与医疗服务质量之间的间接关系；模型3（M3）旨在分析团队合作与患者满意度之间的直接关系；模型4（M4）旨在通过医疗服务质量的中介作用，分析团队合作与患者满意度之间的间接关系；模型5（M5）旨在通过团队合作和医疗服务质量的中介作用，分析资本运营模式与患者满意度之间的联系——间接关系。由表5可知，医疗服务质量的间接影响也具有显著性（b=0.06，$P < 0.01$，95%CI=［ −0.12，−0.03］）。因此，假设5得到了支持。

表5　资本运营模式通过团队合作和医疗服务质量对患者满意度的条件间接影响

方式	间接影响	95% CI
资本运营模式—团队合作—医疗服务质量	0.10	［−0.22，−0.03］
团队合作—医疗服务质量—患者满意度	0.06	［−0.12，−0.03］
资本运营模式—团队合作—医疗服务质量—患者满意度	0.10	［−0.20，−0.01］

注：n =184；***$P < 0.001$，**$P < 0.01$，*$P < 0.05$。

假设6提出连锁中介效应，资本运营模式通过团队合作的用药效果和医疗服务质量影响患者满意度。为了进一步确认间接关系的显著性，使用Bootstrap估计了间接影响的95%置信区间（CI），如表5所示。资本运营模式通过团队合作和医疗服务质量与患者满意度之间存在显著间接关系是（b=0.10，$P < 0.01$，95%CI=［−0.20，−0.01］）。因

此，假设6得到了支持。

以上分析均支持假设1至假设6。因此，研究认为双重资本运作模式对患者满意度有正向影响。具体而言，团队合作在双重资本运营模式与医疗服务质量的正向关系中起中介作用。与单一资本运营模式相比，双重资本运营模式对医疗服务质量的正向影响更强。团队合作通过医疗服务质量对患者满意度有正向影响。团队合作与医疗服务质量在双重资本模式与患者满意度（双重资本运营模式—团队合作—医疗服务质量—患者满意度）之间起到中介作用。

五、讨论

（一）主要结论

本研究聚焦市一医院的双重资本运营模式，构建基于"双重资本运营模式—团队合作—医疗服务质量—患者满意度"链路模型，围绕双重资本运营模式下医疗服务质量与患者满意度之间的关系，并进行对比分析。数据来源于对上海市第一人民医院患者（$n=184$）和医生（$n=67$）的两项调查。本研究把实行双重资本运营模式的科室与采用单一资本运营模式的科室作区分，来进行资本运营模式的对比。

基于团队互动理论提出了一种链路模型，该模型通过两个中介变量（医师团队合作和医疗服务质量）、链接独立变量（是否实行双重资本运营模式）和因变量（患者满意度）。结果显示，资本运营模式与患者满意度呈正相关。具体而言，在双重资本运作模式下，患者满意度较高。通过假设1"双重资本运营模式对团队合作有正向影响"、假设2"团队合作对医疗服务质量有正向影响"、假设3"团队合作在双重资本运营模式与医疗服务质量之间起中介作用，且双重资本运营模式对医疗服务质量有更强的正向效应"。研究发现双重资本运营模式对患者满意度有间接影响。具体来说，团队合作在双重资本运营模式与医疗服务质量之间起中介作用。与单一资本运营模式相比，双重资本运营模式对医疗服务质量的正向影响更强。团队合作通过医疗服务质量对患者满意度有正向影响。总而言之，团队合作程度越高，患者满意度越高。团队合作与医疗服务质量在双重资本运营模式与患者满意度（双重资本运营模式—团队合作—医疗服务质量—患者满意度）之间起中介作用。

综上所述，双重资本运营模式能够通过优化团队合作，提升医疗服务质量，进而提高医疗服务水平和患者满意度。双重资本运营模式比单一资本运营模式对患者满意度有更强的正向影响。因此，本研究推荐公立医院考虑引入双重资本运营模式。

（二）研究贡献

1. 理论贡献

第一，提出了双重资本运营模式新 PPP 模式。政府和社会资本合作模式作为社会上较为普遍的 PPP 模式，与本文所研究的 PPP 模式有所不同。本研究提出的 PPP 模式是指隶属两个不同主体的政府资本合作的资本运营模式，即新 PPP 模式，其立足中国现实国情，更能符合中国体制。

第二，丰富了相关理论的研究。团队互动理论（Mcgrath，1984）认为，有效的资本投入可以为团队提供更多的支持（如明确分工和团队成员专业化）。根据以往文献，团队互动理论的研究样本主要来源于大型企业。本研究将该理论应用于医院医师团队互动的研究，在一定程度上丰富团队互动理论的研究范围，这在一定程度上进一步拓展了该理论的应用。

2. 实践贡献

第一，研究证明了在公立医院实行双重资本运营模式比单一资本运营模式更有优势。通过调查分析得出，实行双重资本运营模式的科室比单一资本运营模式的科室，在提高医疗服务质量和改善患者满意度的积极影响方面存在明显优势。因此，可以将双重资本运营模式推广至单一资本运营模式科室，即或可尝试在整个医院进行推广。

第二，研究实证了双重资本运作模式对团队合作的有效性。实行双重资本运作模式能够促进医师团队成员的专业化、精细化，如主治医师专门制订治疗计划，药剂师专门制订药物方案，避免任务冲突，增强协作效率等。但与此同时，医院在引入双重资本运作模式时，也需要根据实际情况和科室需求，确保资金的有效使用，以免资本冲突。

综上所述，本研究的双重资本运营模式无论在理论层面上还是在实际应用中，都具有显著优势。它为在双重资本模式下医院如何提升医疗服务质量及患者满意度方面提供了实证支持，可对其他医院探索资本运营模式改革提供可推广的、可复制的、可持续发展的双重资本运营模式经验，进而有效提升其医疗服务质量及患者满意度。

参考文献

[1]BEI L T, CHIAO Y C. The determinants of customer loyalty: an analysis of intangible factors in three service industries [J]. International Journal of Commerce & Management, 2006, 16 (3): 162–177.

[2]BRADY M K, KNIGHT G A, CRONIN J J, et al. Removing the contextual lens: a multinational, multi-setting comparison of service evaluation models [J]. Journal of Retailing, 2005, 81 (3): 215–230.

[3]CRONIN J J, TAYLOR S A. Measuring service quality: a reexamination and extension [J]. Journal of marketing, 1992, 56 (3): 55–68.

[4]CRONIN S J, MANOHARAN V, HEDLEY M J, et al. Fluoride: a review of its fate, bioavailability, and risks of fluorosis in grazed - pasture systems in New Zealand [J]. New Zealand Journal of Agricultural Research, 2000, 43 (3): 295–321.

[5]GRNROOS, C. Service quality: the six criteria of good perceived service quality [J]. Review of Business, 1988, 9: 10–13.

[6]GUASTELLO S J, GUASTELLO D D. Origins of coordination and team effectiveness: a perspective from game theory and nonlinear dynamics [J]. Journal of Applied Psychology, 1998, 83 (3): 423–437.

[7]HACKMAN J R, MORRIS C G. Group tasks, group interaction process, and group performance effectiveness: a review and proposed integration [J]. Advances in Experimental Social Psychology, 1975, 8: 45–99.

[8]MCGRATH J, SOLTER D. Maternal thp lethality in the mouse is a nuclear, not cytoplasmic, defect [J]. Nature, 1984, 308 (5959): 550–551.

[9]PARASURAMAN A, ZEITHAML V, BERRY L L. SERVQUAL: a multiple item scale for measuring consumer perceptions of service quality [J]. Journal of Retailing, 1988, 64 (1): 12–40.

[10]杜乐勋. 医院资本运营 [M]. 北京: 中国人民大学出版社, 2007.

[11]李涛. 医院资本运营研究 [D]. 天津: 天津大学, 2006.

[12]潘卫兵, 李准, 孙国平. 卓越绩效管理模式在医院全面质量管理中的应用 [J]. 现代医院, 2017, 17 (6): 794–797.

[13]徐祖铭. 现代医院管理适应新经济形势的若干思考 [J]. 解放军医院管理杂志, 2002 (2): 117–118.

[14]应松年. 当代中国行政法: 第二卷 [M]. 北京: 人民出版社, 2018.

中国私立牙科诊所成长与转型研究——基于德隆口腔牙科诊所案例分析 *

钟红阳 ①　Nelson António ②　伍卫 ③　李婷 ④

① 钟红阳，广州德隆口腔门诊有限公司

② Nelson António，葡萄牙里斯本大学学院教授

③ 伍卫，中山大学孙逸仙纪念医院教授

④ 李婷，南方医科大学卫生管理学院博士生

摘要：人才缺口大、品牌化不突出及社会信任度低等问题制约着私立牙科诊所的可持续发展。本研究以德隆口腔牙科诊所为案例，探讨私立牙科诊所发展不同阶段资源整合与竞争优势的演变过程及其内在的逻辑。研究发现，私立牙科诊所可持续发展遵循"外部环境—动态能力—资源整合—竞争优势—医院成长"的内在演变逻辑。这一发现可为处于不同阶段的私立牙科诊所发展壮大提供借鉴。

关键词：私立牙科诊所；资源整合；竞争优势；演变

Thesis Title：Growth and Transformation of Private Dental Clinics in China：The Case of Deron Dental

Abstract：Problems such as a widening talent gap, lack of prominent branding and low social trust restrict the sustainable development of private dental clinics. Taking Deron Dental Clinic as a case, this study explores the evolution process of resource integration and competitive advantages in different development stages of the private dental clinic and its internal logic. Findings indicate that the sustainable development of private dental clinics follows the

---

* 钟红阳为南方医科大学与葡萄牙里斯本大学学院联合公共卫生政策与管理 2018 级博士；Nelson António 为该论文的指导教授。

internal evolution logic of "external environment–resource integration–dynamic capabilities–competitive advantages–firm growth". The study may provide lessons for private dental practices at different stages of development and expansion.

Keywords: private dental clinic, resource integration, competitive advantage, evolution

一、引言

在过去的几十年里，我国一直致力于多元化办医的改革，持续颁布多项利好政策，力图解决我国医疗卫生服务资源总量不足、公立医院独占医疗市场等难题。在利好政策频出的推动下，大量民营资本进入医疗市场，私立牙科诊所扩张动力强劲，彻底打破公立医院（口腔科）一统天下的垄断局面。然而，由于体制转型期间政策不配套、不协调及不完善等问题，私立牙科诊所虽然和公立口腔医院同处一个医疗服务市场，却站在不同的起跑线上，制度上的不平等待遇及政策的不明晰使得私立牙科诊所的机会主义倾向严重，在经营管理中出现很多短期行为，如夸大宣传、雇用医托招揽患者、过度检查和治疗、乱收费等，严重损害患者的合法权益及扰乱医疗服务市场秩序（李文敏 等，2016）。此外，虽然私立牙科诊所得到快速发展，但总体表现为"小、散、乱"，在医疗服务市场中所占份额较少。

第四次全国口腔健康流行病学调查报告显示，我国 5 岁、12 岁儿童的龋患率分别为 70.9%、34.5%，35 ～ 44 岁居民牙石、牙龈出血检出率分别高达 96.7%、87.4%，由此可见，我国居民口腔健康状况不容乐观。与此同时，居民口腔健康素养得到一定的提升，健康需求呈现多样化趋势，私立口腔医疗市场存在较大的发展潜力。然而，人才缺口大、管理不规范、行业竞争激烈、品牌化不突出及社会信任度低等问题制约着私立牙科诊所的可持续发展（胡格莎，2018）。如何顺应市场环境的变化，整合内外部资源，构建独特的竞争优势，占据市场一席之地，是私立牙科诊所亟待解决的问题。因此，研究典型私立牙科诊所的创建、发展过程，尤其是资源整合之路，对私立牙科诊所的发展、壮大具有重要的现实意义。

已有定量研究发现，动态能力在企业资源配用与竞争优势间起部分中介作用（董保宝 等，2011）。但尚未有研究深入探究企业成长不同阶段资源整合与竞争优势演变的过程及内在逻辑。此外，现有研究大多以制造业企业为主，缺乏对其他行业的延伸研究（梅

诗晔 等，2018；胡元林 等，2018）。而资源整合路径与竞争优势的演变受到政策环境、行业市场变化的影响。私立医疗行业的公共服务性与营利性并存，其不同发展阶段的资源整合过程及内在机理具有其特异性。本文以德隆口腔牙科诊所（以下简称"德隆口腔"）为例，基于资源基础理论、动态能力理论和核心竞争力理论，分析德隆口腔在不同发展阶段的动态能力特征、资源整合过程及竞争优势，并总结归纳其内在机制，探讨影响私立牙科诊所成长的关键因素，以期为私立牙科诊所的发展、壮大提供参考依据。

二、研究理论与研究设计

（一）理论基础

1. 资源基础理论

企业资源通常包括有形资源和无形资源两种类型，其中知识资源、技术资源和智力资源等无形资源在企业成长过程中起至关重要的作用。Barney（1991）提出企业所拥有的资源必须具备价值性、稀缺性、难以模仿性和替代性等特征。Peteraf（1993）则在此基础上进一步提出企业的发展必须要将这 4 种特性进行有机组合，达到相互补充的效果才能获得超额利润和垄断资金。Collis 等（1997）则进一步提出企业只有将自身所拥有的独特资源在特定的环境下进行相应的匹配，才能促进企业发展。

2. 核心能力理论

核心能力理论是指企业通过对自身独特能力的优势互补集合来实现核心竞争力的提升，包括企业稀缺资源、财务绩效、规模经济以及多元化战略等多层次内容（Sanchez et al.，1996）。

3. 动态能力理论

动态能力是指企业为适应环境的变化，不断更新战略，与环境进行资源交互、内部整合、外部协调以及组织学习形成系统解决问题的能力（Teece et al.，1997），主要基于企业整体行为和具体组织过程视角进行划分。在 20 多年的发展中，基于企业整体行为视角逐渐向组织认知的方向扩展，包括资源整合、构建和重新配置能力、感知能力和捕捉机会的能力等（Teece et al.，1997）。而基于组织过程视角则将动态能力看作实施具体战略的过程行为，包括研发和营销能力、市场开发能力、资源撤资能力、新技术与新流程开发能力等（Eisenhardt et al.，2000）。

综上所述，资源基础理论是解释私立牙科诊所拥有的竞争优势来源的重要基础理论。而核心能力理论和动态能力理论则进一步揭示了私立牙科诊所面对环境改变时，如何发挥主观能动性及应用自身所拥有的核心能力进行资源整合和管理，以获得竞争优势，增强竞争力。因此，本研究综合应用资源基础理论、核心能力理论和动态能力理论解构德隆口腔各发展时期如何应用动态能力进行资源整合，以形成行业竞争优势及完成转型升级，并归纳其内在逻辑，以期助力私立牙科诊所的品牌发展及壮大。

（二）研究设计

案例研究的焦点在于理解某种单一情境下的动态过程，适合回答"为什么"和"怎么样"的问题。由于单案例的纵向分析可对现象进行丰富细致的描述，有助于解释复杂的现象和提炼规律（Eisenhardt，1989）。而扎根理论方法基于大量原始数据进行比较、思考、分析及概念化后形成理论的过程，在大量数据中反映出核心的概念，并由这些概念形成理论，构建概念模型（石世英 等，2021）。考虑到有关私立牙科诊所资源整合和竞争优势的结论较少而实践经验丰富的特点，本研究运用扎根理论和纵向案例分析相结合的研究方法，基于资源基础理论、动态能力理论和核心竞争力等理论，以德隆口腔为对象，探究私立牙科诊所不同发展阶段的资源整合与竞争优势的演变过程及其内在机制，以便启发私立牙科诊所持续成长之路的选择。

三、案例介绍

德隆口腔成立于 1996 年，当时我国正处于经济转型的特殊历史时期，国家大力支持民营医院的发展。德隆口腔站在行业发展的风口浪尖上，洞察私立牙科诊所行业发展的政策红利，适时调整发展战略，动态整合、重构内外部资源，培养独特的技术、人才与品牌优势，最终克服设备不全、技术落后、人才不足等短板劣势，不断发展、壮大。经过 20 余年的发展，德隆口腔实现跨越式发展，成为广州市口腔医疗行业的典型企业代表。1996—2017 年，德隆口腔营业面积从 23 平方米扩增到 1500 平方米，员工人数从 5 人增长到 50 人，营业规模从 30 万元增加到 1258 万元，市场营业份额达到 19.5%，净利润增长率常年保持在 120% 以上。

德隆口腔发展历程近 20 余年，较为完整地体现了改革背景下，中国私立医疗机构如何利用内外部资源实现自我成长与转型。换言之，德隆口腔的发展史映射的是私立医疗机构如何顺应市场环境的变化，整合内外部资源，形成独特竞争优势的过程。该案例具有较强的研究价值。本研究根据企业成长阶段的划分指标以及结合德隆口腔发展过程中的关键事件，将其成长过程划分为 4 个阶段：初创期（1996—2000 年）、成长期（2001—2008 年）、快速发展期（2009—2015 年）、国际化阶段（2016 年—2019 年），关注德隆口腔医院在不同发展阶段的资源整合路径及竞争优势的转变。

四、数据收集与分析

（一）数据收集与处理方法

本研究的第一作者为德隆口腔的创始人，曾组建研究团队深入现场考察德隆口腔的成长与转型过程，并运用实地访谈、现场考察等形式获取德隆口腔的第一手材料，同时搜集和整理德隆口腔医院的公开资料与内部资料等二手数据，对数据进行三角验证并建立证据链，以避免访谈过程中出现回忆性偏差。研究者共访谈 11 名员工，包括高层管理者、基层管理者（公司董事长、财务总监、营销总监）及医护人员，时间控制在 1～1.5 小时。为了推动后续访谈的不断深入，研究团队成员及时对当日访谈资料进行整理，搜寻并记录需要追踪的后续理论探索点，挖掘德隆口腔可持续成长的内在原因。

本研究主要采用扎根理论法分析文本资料，借助 Corrbin 和 Straus（1990）提出的编码技术程序对收集的资料进行深层次编码分析，以德隆口腔成长的各阶段为分析单位，通过开放式编码和主轴式编码提炼出德隆口腔持续成长路径、资源类型及资源获取途径的维度。具体分为以下 4 个部分。

①一级编码：按照资料来源对案例汇总资料进行一级编码工作，其中半结构化访谈为 M1；现场调查为 M2；企业网站为 N1；学术文献为 N2；搜索引擎为 N3；内部资料为 N4；新闻报道为 N5；企业团队管理内部文件为 N6。对意思相近、属性相同的标签进行重新归类、提炼，形成初始概念。共得到 201 条一级条目库。

②二级编码：对已得到的一级条目按创立阶段、成长阶段、高速发展阶段和国际化

阶段进行二级编码，各个时期的二级条目库数量分别为 43 条、64 条、78 条、16 条。

③三级编码：对二级条目库中的二级条目按照资源基础理论的核心要素，即稀缺性、有价值性、不可模仿性以及无法替代性进行三级编码，并将三级编码后的条目分配到 4 个不同成长阶段的构念题库中，共得到 185 项有效题项，评分者间信度为 185/201=92.04%。

④四级编码：以 185 条构念题库为依据。其中在企业持续成长路径中，编码"信任""人力资源""信息技术""文化"测量变量；在资源类型中，根据资源基础理论的要求，编码"有价值的""稀缺的""不可复制""不可替代"测量变量；在资源获取途径中，编码"自身积累""并购""合作"为测量变量；共获得有效测项 168 条，评分者间信度为 168/185=90.81%。具体内容如表 1 所示。

表 1　相关构念、测量变量和关键词的编码题项统计

维度	测量变量	关键词	时期				小计
			A	B	C	D	
企业持续成长路径	信任	肝胆相照、交治无嫌、言必行、坚守诺言、品牌、知名度	10	13	8	8	39
	人力资源	技术人才、完善工作流程、激励机制、团队建设、人才梯队、学习交流	8	3	9	8	28
	信息技术	用户体验、快速迭代机制、知识分享、技术改进、性能提升、技术改良、信息搜索	7	2	7	9	25
	文化	人品、企品、产品三品合一专业化、高端化、精品化 只打价值战，不打价格战	9	8	6	7	30
资源类型	有价值的	改革开放、独有的组织文化、医疗团队、有形技术	5	7	8	8	28
	稀缺的	国际顶尖医疗技术、重点医院专家团队、良好的平台	3	9	5	4	21
	不可复制	地理位置、成长经历、企业家精神、经营理念	2	5	6	5	18
	不可替代	知名学者、荣誉院士、行业会长	1	4	7	8	20
资源获取途径	自身积累	口腔专业、临床经验、良好口碑	8	1	3	1	13
	并购	做大做强、扩大门诊、定制化服务	1	4	2	1	8
	合作	马龙诊所、中山大学光华口腔医院、瑞士、香港知名诊所	1	1	8	9	19

注：A 代表初创阶段（1996-2000 年）；B 代表成长阶段（2001-2008 年）；C 代表高速发展阶段（2009-2015 年）；D 代表国际化阶段（2016-2019 年）。

（二）研究发现

1. 德隆口腔初创阶段的资源整合及竞争优势分析（1996—2000 年）

自改革开放以来，我国经济快速发展，人民生活水平得到较大幅度的提升。相应地，居民对医疗服务质量的要求也在不断提高。而公立医院的治疗辐射范围远远达不到患者的诊疗需求。在这一背景下，国家允许并鼓励更多的社会组织和个人投资到医疗服务事业。在国家鼓励和引导社会办医的利好政策推动下，私立医疗机构开始出现并发展，并呈现一派大好形势。而德隆口腔就是这浩浩创业大军中的一员。

德隆口腔的创始人在中山大学医学院潜心学医，毕业后从事口腔医疗工作 5 年，积累了丰富的临床经验，并凭借过硬的医疗技术积累了良好的群众基础，深受天河区居民的信任。1996 年，创始人捕捉到私立医疗机构发展的契机，依靠前期公立医院工作积累的技术资本及口碑效应，在天河郊区创办第一家德隆口腔诊所。创建初期，德隆口腔缺乏大型诊疗设备，加之自身技术基础薄弱，与国外先进水平存在一定的差距。与此同时，受制于高等教育普及率低的时代局限性，诊疗技术人员受教育程度较低，人力资源发展尚处于初级阶段，难以形成"以人才、高新技术引领发展"的优势。因此，德隆口腔另辟蹊径，以稳定的市场服务口碑推动品牌发展，以服务水平引领口腔诊所的发展路径。利用这一发展策略，德隆口腔形成良好的群众口碑效应，在医疗市场上甚至出现排队就诊的场面。营业规模从 1997 年的 30 万元增长至 2000 年的 156 万元，增长 80.77%，净利润达 54.6 万元，市场份额达 15%，这说明德隆口腔在初创阶段得到了稳步发展。

由此可见，德隆口腔初创阶段主要依靠改革开放的政策红利，创始人勇于打破常规的勇气、敏锐的环境洞察能力等企业家精神以及前期技术积累等，打开口腔医疗市场的局面。相关证据如表 2 所示。

表 2 德隆口腔初创阶段资源整合及竞争优势的相关证据

维度	典型证据援引（部分）	构念析出	来源	结局
企业持续成长路径	居民对德隆口腔的认可度较高，在天河区形成良好的口碑，甚至连市区的患者都来看病	品牌布局	M1	市场初步启动
资源类型	1. 20 世纪 90 年代初，尤其是南方谈话后，大家备受鼓舞，想尝试下海创业	企业家精神	M1	创立德隆口腔
	2. 采取"农村包围城市"的路线。基于群众广泛的医疗需求、口腔诊所布局少、潜在的医疗市场，选择天河区这一郊区作为营业场所	发展路线	N1	创立德隆口腔

维度	典型证据援引（部分）	构念析出	来源	结局
资源获取 途径	创始人在大学读的是中山医科大学口腔专业，毕业后在光华口腔门诊工作了 5 年	自身积累	M1	前期技术来源

2. 德隆口腔成长阶段的资源整合及竞争优势分析（2001—2008 年）

伴随着中国医疗制度改革的推进及医疗行业市场化程度的提高，医疗格局发生较大的变化，如何能在内外部环境激烈变化的形势下发展壮大，是私立口腔诊所不得不面对的问题。为了保持长期可持续发展及占有市场份额，德隆口腔开启品牌化进程，以形成核心竞争力。

德隆口腔深谙"人才与技术是医疗机构的立业之本、发展之基"之道，致力于专业人才队伍的建设及高新技术的引进。在人才队伍构建上，完善用人制度，吸引一大批口腔医疗专业和市场营销人才的加入；营造积极的组织文化及信任的组织氛围，以提升内部凝聚力；建立良性后备人才梯队，逐步实现自身的造血功能；与各大知名医院医生建立长期合作关系，以专家顾问的形式实现人力与知识、技术资源整合，形成"多赢"格局。此外，采用医院内部与外部学习相结合的方式促进技术的革新与流动。在内部学习上，德隆口腔通过构建学习型组织机制、企业员工培训制度以促进员工个体隐性知识在整个组织内部的传播与共享，提高组织知识及技术储备；在外部学习上，创始人亲赴美国进修，学习前沿的口腔诊疗技术及组织管理理论，革新医疗技术，构建一系列的常规治疗体系。同时鼓励员工外出进修，以技术学习带动人才发展，并因地制宜、因时改进，内化为技术、人才资源。与此同时，强调将"以患者为中心"的服务理念贯穿服务全流程，力求诊疗方案符合患者的社会背景、价值观、经济水平及家庭因素等内外部结构。在"技术、人才及服务"三管齐下的作用下，德隆口腔业绩呈现蒸蒸日上的势头。2005 年，广州市场份额占 17%；2007 年，牙床数为 8 张，员工总数达 20 人，营业额达489 万元，净利润为 166.3 万元，净利润增长率达 180%。

由此可见，在成长阶段，德隆口腔依靠技术、人才、服务、品牌效应等快速占领市场，初步完成"做大""做强"的成长目标。这一成功归因于德隆口腔组织学习能力及新技术开发能力、靠自身积累形成的良好服务品牌、"以患者为中心"的经营理念及国际化技术的学习与引进等。相关证据如表 3 所示。

表3 德隆口腔成长阶段的资源整合及竞争优势的相关证据

维度	典型引用语举例（部分）	构念析出	来源	结局
企业持续成长路径	1. 在创业成长阶段，德隆口腔内部员工表现出较强的凝聚力，肝胆相照，一心想把公司往更好、更快的发展轨道推动；为此，逐步开启新一轮的品牌化历程	信任机制	M1	价值共创共享
	2. 对于口腔门诊而言，医疗技术水平始终是医疗服务质量的核心部分，因此，我们注重医疗专业人才的引进及先进技术的学习、消化和吸收	人才引进	M1	
	3. 德隆口腔意识到服务的重要性，不断加强对医务人员服务理念的教育，如加强调沟通能力的培养、耐心回答患者问题及尊重患者	组织学习	M1	
资源类型	1. 经过多年的临床实践和国外交流学习，德隆口腔形成了一系列的常规治疗体系：从牙科预防、洁牙、牙周治疗、补牙、根管治疗、拔牙、固定修复，一直到种植牙、牙齿矫正	技术支撑	M1	初步体系支撑
	2. 医疗技术的好坏直接影响着口腔医疗门诊的整体生存状况。正因如此，德隆口腔诊所在成长期加大了对医疗技术水平的投入力度，其创始人为学习更先进的医疗技术，亲赴美国潜心进修，大大提升德隆口腔诊所的专业技术水平	创新驱动	M1	
	3. "以患者为中心"的服务理念对口腔医院的发展尤其重要。与患者换位思考，给予患者更多的人文关怀，加强医患沟通，为患者积极提供更多人性化、亲情化服务，可有效地避免可能发生的医疗投诉或纠纷。而优质热情的服务能提高口腔疾病患者的满意度及认可度。因此，提高口腔医疗服务的专业性与人性化，势在必行	服务引领	M1	
资源获取途径	不断提升自身的口腔医疗技术水平、服务水平，以及关心员工自身的成长，使得诊所在患者、员工和同行中形成良好的口碑	内部与外部学习	M1	持续成长

3. 德隆口腔高速发展阶段的资源整合及竞争优势分析（2009—2015年）

自新医改实施以来，多元化的医疗体制得到大力支持和推动。相应地，私立口腔诊所的数量逐年增加，市场竞争异常激烈。德隆口腔提供涵盖口腔综合治疗、美容齿科、正畸、种植牙以及儿童齿科等特色治疗项目。此外，德隆口腔建立自身义齿加工所，为美容修复、正畸、种植牙二期提供服务和质量保证。然而，由于口腔诊所间的技术差异性并不显著，在竞争对手间易形成替代效益。因此，德隆口腔在服务特色上开拓创新，培养品牌特色与效应。

"只打价值战，不打价格战"的品牌战略在这一时期占据主导地位。随着诊疗业务量的增加，德隆口腔适时地扩大经营面积和装修改造、升级，增加诊疗设备数量，优化诊疗功能区布局，为患者创造良好的就诊环境。推进以电子病历为核心的医院信息化建设，逐步实现信息化诊疗服务全覆盖。此外，广州外籍人士数量逐年上升，蕴含较大的口腔治疗需求。德隆口腔紧抓这部分人群的需求，加强英语技能培训，拓展涉外医疗服务，成为美国侨民在华南地区卫生服务专业机构及跨国公司、知名银行和保险机构的指定齿科服务诊所。

在人才引进上，德隆口腔吸纳名校高学历人才，如英国伦敦大学皇家医学齿科学院、北京大学口腔医学院、中山大学口腔医学院等，硕博比例达到60%以上，且大部分医生被吸纳为国内外口腔协会会员。并实施股权激励措施，激发员工的工作潜能。在对外合作上，加强与口腔医学研究机构以及相关科研院所的合作，如中山大学光华口腔医院；并与同行业机构的从业人员建立战略联盟，如广州市口腔医疗联盟，在联盟内进行多方位的合作，在一定程度上提升德隆口腔的资源整合水平。深化与华南地区口腔医疗诊所合作，既能促进医疗团队成员间的合作，也能拓展公立医疗机构医务人员的收入和相关病例的研究工作。并加强与我国香港、以色列、荷兰、美国等地的知名口腔医疗诊所合作，引进最新的技术和医疗设施，如儿童牙科、牙齿美白、隐形矫正、全口种植等。在品牌营销上，德隆口腔持续增加资金投入进行品牌推广，构建集广东广播电视台、各小区物业媒体及自媒体等为一体的广告网络，并辅以优质服务咨询。

此外，德隆口腔顺应自媒体的发展趋势，建立官方网站和微信公众号以宣传诊疗信息和企业文化。除诊所简介、动态、医疗服务介绍、成功案例展示及在线留言等基本功能外，还设置患者答疑及在线论坛等板块，这一操作达到线下服务延伸到线上、线上的患者引流到线下的效果。在服务智能化建设中，德隆口腔投入300万元，与华南理工大学达成合作意向，重点建设针对患者共性问题的"知识库"，通过人工智能机器人等设备进行在线答疑。经过一系列改革，德隆口腔的发展又上一台阶，2015年营业额达925万元，净利润达277.5万元，净利润增长122%，市场占有率达19%。这一时期，德隆口腔通过扩大规模、引进、合作共赢的形式整合基础设施及国内外优秀的技术、人才资源，实现诊所的可持续成长。相关证据如表4所示。

表4 德隆口腔高速发展阶段的资源整合及竞争优势的相关证据

维度	典型引用语举例（部分）	构念析出	来源	结局
企业持续成长路径	1.德隆口腔在高速发展阶段始终秉持"以患者为中心、团队为中心"的理念，不断提升和锻造团队凝聚力和拼搏精神，信奉"言必行，行必果"的为人和处事之道	文化深耕	N5	融合再生
	2.为提升诊所日常管理、运营效率，诊所引入信息化管理技术，优化相关工作流程；为更好地推动医务人员的工作积极性，引入相应的股权激励措施；尤其重视人才梯队的建设，特别是海外高层次人才的引进，不断提升医疗队伍的技术水平	人才战略	M2	
	3.在高速发展阶段，为更好地服务患者，在完善信息化建设后，更注重患者的诊疗服务体验及随访工作，并分析患者对服务的反馈信息，以便持续改进服务	服务引领	N1	
	4.在文化建设上，一是始终坚持为患者提供真诚优质的服务，只打价值战，不打价格战；二是为患者提供安心舒适的就诊环境，减少患者在就医过程中的恐慌	患者至上	N2	
资源类型	1.为了提升德隆口腔诊所的竞争力，在高速发展明确"医术优先"的原则，优化医疗队伍结构。在经管理念上，由最初的品牌口碑营销模式逐步向文化营销方向转变	战略协同	M2	协同发展
	2.为了更好地提升医疗技术水平，除加强对现有团队成员培训外，德隆口腔诊所充分发挥知名品牌优势，力邀广州大医院的专家团队加盟会诊	边界拓展	N6	
	3.多年临床经验以及创业艰辛历程使得创始人始终坚信"患者的信任、员工的认同、同行业者的尊重"是德隆口腔始终保持竞争实力的关键所在。为此，创始人认为自身成长经历是一笔巨额的财富，始终让其有信心能够在这条路上走下去，并且越走越好	企业家精神	M1	
资源获取途径	1.为了更好地提升德隆口腔的知名度、患者的美誉度，创始人始终坚信唯有做大做强才是唯一的出路所在。为此，2015年，德隆口腔决定在现有的基础上扩大经营面积及添置更高精尖的诊疗设备	环境优化	N4	资源优势最大化
	2.为了提升德隆口腔的医疗水平，也为紧跟医疗口腔前沿进展，创始人始终保持着与其母校中山大学光华口腔的合作关系，这在一定程度上拓宽了创始人的视野，并感知口腔诊疗技术的最新发展趋势，为保持诊疗技术的先进性打下坚实的基础	合作共赢	N1	

4. 德隆口腔国际化阶段的资源整合及竞争优势分析（2016—2019年）

2015年以来，为了推动医疗体制的深入改革，国家鼓励民营资本进入医疗领域。

而口腔医疗市场深受民营资本的青睐，其中以莆田系资本尤为突出，大批口腔连锁门诊进入广州市场，这在一定程度上给德隆口腔带来了竞争压力，削弱了其市场拓展的步伐。而专科连锁模式已成为民营资本参与口腔医疗服务主流的发展模式。在未来的发展格局上，民营口腔医疗机构将在高端和特需服务领域逐渐成为市场主体。因此，德隆口腔顺势而为，逐鹿"高端、国际化"市场。2016年，德隆口腔确立以本土中心战略为主的国际化战略，其目的在于以高度一体化的形象和实力在国内外竞争中占据主动地位，以获得持续的竞争优势。

为了顺应市场的发展趋势，德隆口腔将经营地搬迁至中央商务区——广州天河天盈广场大厦，以优化经营环境及品牌定位。在技术革新上，德隆口腔致力于牙科健康医疗促进中心、一日牙科全建技术的建设与推广，并广泛开展口腔微整形手术，其水平在国内外牙科门诊中处于领先地位，并吸引欧美医生学习、交流。在友好合作上，德隆口腔本着信任、共赢的理念，始终保持与马龙诊所等国外知名品牌的友好合作，在管理标准和体系的制定上提供专业指导。每年派送2～3名以上的医护、行政人员到马龙诊所学习先进的技术及服务经验，以保持良好的服务水准。在人力资源上，德隆口腔加大人才引进力度，外籍专家比例逐年增加，以维持技术领先水平及开拓国际化视野。与此同时，团队致力于将德隆口腔打造成外籍人士的定点医疗诊所，为国外患者提供高端医疗服务，奠定国际化品牌的基调。

不可否认，德隆口腔在规模上与其他大型连锁口腔门诊机构存在较大的距离，难以在短时间内超越。因此，德隆口腔另辟蹊径，以"服务差异化""产品差异化"和"管理差异化"的经营理念引领诊所培育独特优势。伴随德隆口腔向国际化定位的转型，客户群体的构成难以避免地发生重大的改变，其中将吸引一批新客户的青睐与服务体验。然而新客户的黏性培养是一个长期的过程，因此，营业规模虽然在增加，但增幅呈下降的趋势。由此可见，在国际化阶段，变革创新能力在德隆口腔诊所的成长、转型中作用显著。德隆口腔通过优化、合作的形式美化外部形象并获取国际化的人力资源，以互助互信、人力资本的提升及信息技术的革新路径，打造国际化团队和形成品牌效应。相关证据如表5所示。

表5 德隆口腔国际化阶段的资源整合及竞争优势的相关证据

维度	典型引用语举例（部分）	构念析出	来源	结局
企业持续成长路径	1. 在国际化阶段，为拓展与国外机构间的合作，双方在友好沟通的前提下，明确双方合作的项目及具体的措施，并在执行过程中，坚守诺言，确保合作的持续进行	信任机制	N3	技术优化
	2. 德隆口腔诊所拥有丰富的外籍专家团队。开院至今，已有多位欧美专家参加各项诊疗活动，有效推动医疗水平的提高及吸引更多的国内外患者就医。这也是未来德隆口腔诊所走国际化道路的有力资源，也是国内其他口腔门诊难以企及的资源	边界拓展	N1	
	3. 为更好地推动与国外口腔医疗机构的合作，德隆口腔诊所不仅展示其所拥有的众多典型性口腔疾患案例，也为外方展示了其独特的口腔诊疗技术。通过知识分享、技术交流，促进双方共同成长	技术共享	N3	
资源类型	1. 在对外合作中，医疗人力资源又一次得到较大幅度的提高	人才优势	M1	人才梯队完善应对市场竞争
	2. 通过与外方的合作，德隆口腔的品牌号召力得到进一步提升，不但在广州地区具有较广泛的影响力，而且通过广东广播电视台等主流媒体的宣传，打开了省内知名度	品牌知名度	N5	
	3. 为了提升德隆口腔国际化、高端化水平，2018年，将经营地址搬迁到中央商务区——广州天河天盈广场大厦。地理位置优越，在广州地区口腔诊所中首屈一指	环境优化	M2	
	4. 随着德隆口腔门诊地区知名度的不断提升，创始人被聘为广州市口腔协会会长及加入中华口腔医学会	品牌效应	N2	
资源获取途径	为了提升德隆口腔诊所的国际化水平，创始人持续与国内外知名口腔门诊机构开展合作，如马龙诊所以及瑞士、我国香港口腔医疗机构	合作共赢	N1	技术、服务及品牌优势提升

五、讨论

资源基础理论认为，如果企业资源具有价值性、不可模仿、不可替代、异质性的特征，那么企业就会具备获得持续竞争优势的潜力（Wernerfelt，1984）。企业持续成长是适应环境变化及转型升级的过程，在企业成长的不同阶段会形成支撑企业持续发展的关键动态能力（Xia et al.，2019）。德隆口腔的成功不仅在于整合有价值、稀缺、难以模仿和不可替代的资源——人才、技术、服务及品牌文化，还在于动态能力的不断演化升级。换言之，德隆口腔的持续发展历程就是资源整合和能力演化的过程。具体过程为：在外部环境的刺激下，德隆口腔发挥动态能力，通过扩张、学习及合作的形式整合技术、人才、服务与品牌资源，促进自身核心竞争力的演变和提升，最终实现可持续成长与发展。各阶段的资源整合、竞争优势演变及整体内在机制分析如下。

在初创阶段，由于市场尚处于培育阶段，资产规模、盈利能力等均处于较低层次，企业在资金、组织结构、技术和市场上始终处于弱势地位（夏清华 等，2019）。对于私立医疗机构而言，企业家精神是否持续、技术是否处于行业领先地位、消费者的口碑是否良好是决定其能否持续生存的关键。德隆口腔能突破发展瓶颈，在很大程度上得益于改革开放的红利释放和创始人对环境的洞察能力、把握市场机会的能力、清晰的市场定位及对发展路径的选择。其制定的发展目标是做精做强，成为广州市一流的、面向珠三角地区的国际化口腔诊所。为此，德隆口腔在识别政策红利及外部市场机会的基础上，发挥市场感知及洞察能力，扬"服务口碑"之长，避"人才、技术与设备"之短，整合原始技术积累及服务口碑资源，逐步打开市场，形成竞争优势，从而获得初步发展。

由于行业政策红利的泛化及市场需求的持续释放，同类型牙科诊所数量激增，外部环境竞争日趋激烈。德隆口腔发挥组织学习能力、新技术开发能力等构建人力资本积累及企业文化，扩大经营规模，引进优秀人才及先进的诊疗设备与技术，整合人才与技术资源，符合企业成长阶段的发展规律（汪媛媛，2019）。主要表现为：以良好的内外部条件吸引优秀人才加入，并构建和谐向上的组织文化以稳定人才队伍，从而积累人力资本。坚持"走出去"（进修）与"引进来"（医疗技术与管理理念）路线，及时更新诊疗技术与管理思想，将人才资本转化为技术与管理理念优势。同时发挥内部学习的积极作用，促进诊疗技术的有效流动与传承，构建技术中坚力量。此外，坚定不移地将"以患者为中心"的服务理念贯穿全流程医疗服务，寻求符合患者价值观及消费水平的最优治疗方案。在多管齐下的攻坚中，德隆口腔形成"技术、人才及服务"三足鼎立的竞争优势，迈入发展壮大的行列。

为了应对日益激烈的外部竞争环境，德隆口腔另辟蹊径，继续贯彻组织学习能力、技术开发能力及品牌营销能力等，进一步优化人才与技术结构，扩大经营规模和增强市场辐射能力，以品牌特色与效应杀出市场重围，符合企业快速扩张的发展规律（汪媛媛，2019）。具体为：深化与国内外知名口腔品牌的战略性合作，带动人才、技术的引进与学习交流，及时把握用户需求、市场和技术变化，以快速地、有效地应对外部环境。此外，拓展涉外医疗服务，扩大服务对象范围，并借助主流媒体的正向宣传，树立良好的品牌形象。而服务信息化、智能化及精准化则进一步推动服务高水平发展。由此可见，私立口腔诊所可基于合作平台的集聚效应整合其发展所需的人才和技术力量，并利用外部媒体扩大品牌效应，突破内部资源约束，深化"人才、技术与服务品牌"等发展优势，促进自身快速成长（于超 等，2019）。

在国际化发展阶段，虽然德隆口腔已是具有一定规模的行业领跑者，但私立口腔行业竞争不断加剧，新技术、新需求不断涌现，各大口腔连锁品牌涌起，刺激行业的有序竞争与发展。凭借前期积累的行业经验、对行业发展规律的深度洞察以及强烈的危机意识，德隆口腔敏锐地察觉到国际化高端市场的发展机遇并加速布局。在这期间，主要依靠变革创新能力、技术及市场开发能力等进一步拓宽高端、国际化医疗市场。从迁居高端商务区到大力引进外籍专家与先进技术，从对标国际管理理念与服务理念到推崇技术、产品及管理差异化，可以看出德隆口腔坚定不移走"战略合作"之路，尤其以国际化合作有效整合人才与技术资源为重中之重，辅以追求差异化发展路径，为战略转型奠定基础。由此可见，"国际化人才、先进技术与高端服务"等竞争优势在德隆口腔诊所国际化发展阶段发挥重要作用，引领其可持续增长与转型。

综上所述，德隆口腔发展壮大过程的资源整合及核心竞争力演变遵循"外部环境—动态能力—资源整合—竞争优势—医院成长"的内在逻辑，即外部环境变化对医疗行业的生存与发展产生刺激，私立牙科诊所感知到医疗市场机会与威胁，在不同的发展阶段应用相应的动态能力，通过资源整合获取和创造应对环境变化所需要的新知识及新技术，改进现有组织结构和管理流程，并构建服务品牌形象等，在"技术、人才与服务品牌"上形成竞争优势，从而实现可持续成长。

六、结论与启示

研究发现，德隆口腔发展壮大过程的资源整合及核心竞争力演变遵循"外部环境—动态能力—资源整合—竞争优势—医院成长"的内在逻辑。其创建发展过程对私立牙科诊所的启示为：其一，私立牙科诊所在发展过程中的不同阶段需清晰认识自身所拥有的内部资源和可利用的外部资源，同时预测市场发展趋势，发挥动态能力，有效整合资源，形成独特的竞争优势，实现可持续成长。其二，市场洞察能力、组织学习能力、变革创新能力、技术更新能力及品牌营销能力是私立牙科诊所发展壮大进程中重要的动态能力，能推动私立牙科诊所内外部资源的有效整合及核心竞争优势的形成。其三，改革红利的释放是私立医疗产业发展的首要动力。从德隆口腔发展历程与特点来看，私立牙科诊所的发展壮大离不开政策的支持与倾斜。私立口腔医疗机构应抓住改革的机遇，整合内外部有利资源，内化成核心竞争力，获得持续性成长与转型。其四，私立牙科诊所的可持续发展要注重技术、人才、服务及品牌文化的引领作用，缺一不可，互相渗透，并驾齐驱。

参考文献

［1］BARNEY J B. Firm resources and sustained competitive advantage［J］. Advances in Strategic Management，1991，17（1）：3–10.

［2］COLLIS D J，MONTGOMERY C A. Competing on resources：strategy in the 1990s［J］. Knowledge and strategy，1995，73（4）：25–40.

［3］CORBIN J M，STRAUSS A. Grounded theory research：Procedures，canons，and evaluative criteria［J］. Qualitative sociology，1990，13（1）：3–21.

［4］EISENHARDT K M ，MARTIN J A. Dynamic capabilities：what are they？［J］. Strategic Management Journal，2000，21（10）：1105–1121.

［5］EISENHARDT K M. Building theories from case study research［J］. Academy of management review，1989，14（4）：532–550.

［6］PETERAF M A. The cornerstones of competitive advantage：a resource - based view［J］. Strategic management journal，1993，14（3）：179–191.

［7］SANCHEZ R，HEENE A，THOMAS H. Dynamics of competence–based competition：theory and practice in the new strategic management［M］. Oxford：Pergamon Press，1996.

［8］TEECE D J，PISANO G，SHUEN A. Dynamic capabilities and strategic management［J］. Strategic management journal，1997，18（7）：509–533.

［9］WERNERFELT B. A resource - based view of the firm［J］. Strategic management journal，1984，5（2）：171–180.

［10］董保宝，葛宝山，王侃. 资源整合过程、动态能力与竞争优势：机理与路径［J］. 管理世界，2011（3）：92–101.

［11］胡格莎. 无锡民营口腔医院及连锁机构竞争策略研究［J］. 现代营销（下旬刊），2018（11）：124–125.

［12］胡元林，涂超. 企业技术创新的资源基础研究：以中国制造业上市公司为例［J］. 未来与发展，2018（4）：20–25，4.

［13］李文敏，王长青.中国民营医疗机构发展：现状、困境与反思［J］.中国卫生政策研究，2016（9）：7–12.

［14］梅诗晔，刘林青.技术密集型制造业经济复杂性：国际比较及影响因素［J］.工业技术经济，2018（11）：112–119.

［15］石世英，齐寒月，叶晓甦，等.基于扎根理论的PPP项目团队能力结构研究［J］.建筑经济，2021（2）：46–50.

［16］汪媛媛.资源整合过程、企业价值链延伸与动态能力：光伏企业双案例研究［D］.大连：大连理工大学，2019.

［17］夏清华，何丹.企业成长不同阶段动态能力的演变机理：基于腾讯的纵向案例分析［J］.管理案例研究与评论，2019（5）：464–476.

［18］于超，朱瑾，夏同水.基于动态匹配视角的企业服务整合路径及机制研究：佳怡供应链集团1999—2017年纵向案例研究［J］.管理评论，2019（2）：291–304.

中国妇幼保健院医院核心竞争力战略思考——以顺德妇幼保健院为例 *

案例五

陈启康 ①　Alvaro Rosa ②　王冬 ③　林锦慧 ④

① 陈启康，广东医科大学顺德妇女儿童医院

② Alvaro Rosa，葡萄牙里斯本大学学院副教授

③ 王冬，南方医科大学卫生管理学院院长、教授

④ 林锦慧，南方医科大学卫生管理学院硕士生

摘要：新时期妇幼健康需求的急剧上升推动妇幼保健院走可持续健康发展道路。本研究基于资源基础理论、动态能力理论和核心竞争力理论，以顺德妇幼保健院为例，分析影响其近 10 年发展的关键因素，提出新形势下顺德妇幼保健院核心竞争力提升策略，帮助其提升核心竞争力以适应环境变化。

关键词：妇幼保健院；核心竞争力；评价指标

Thesis Title：Core Competitiveness Strategic Thinking in China's Maternal and Child Healthcare Hospitals：The Case of Shunde Maternal and Child Health Hospital

Abstract：The sharp increase in the demand for maternal and child health care in the new era encourages maternal and child hospitals to strive for sustainable and healthy development. Based on a theoretical framework and findings，this study applies the resource-based view，dynamic capability theory and core competitiveness theory，in the case analysis of the Shunde Maternal and Child Health Hospital. Key factors that affect its development in the past decade are discussed，and

---

* 陈启康为南方医科大学与葡萄牙里斯本大学学院联合公共卫生政策与管理 2018 级博士；Alvaro Rosa 为该论文的指导教授。

strategies to enhance the core competitiveness of the hospital under the new situation are proposed accordingly, to help it to adapt to environmental changes and enhance its core competitiveness.

Keywords: maternal and child health care hospital, core competitiveness, evaluation index

一、引言

（一）研究背景

随着中国社会和经济体制改革的不断深入，人民生活水平不断提高，群众对母婴安全和儿童健康的关注和期望也越来越高，2018年政府工作报告（国务院，2018）提出"改善妇幼保健服务"，体现出大健康理念下妇幼保健作为中国卫生健康工作的重要内容。《妇幼保健机构管理办法》（中华人民共和国卫生部，2006）指出，妇幼保健机构是妇幼医疗保健服务的主要承担机构，其主要职能是为妇女儿童提供健康教育、预防保健等公共卫生服务，同时开展与妇女儿童健康密切相关的基本医疗服务。

妇幼保健卫生工作是中国卫生工作的重要组成部分。新中国成立以来，妇幼医疗保健体系从无到有，建立了三级妇幼卫生保健网络，妇女儿童健康水平得到了大幅提升，中国妇幼健康发展70年取得了举世瞩目的成就，孕产保健和儿童保健的政策制度和服务链条逐渐完善（妇幼健康司，2019），被世界卫生组织评为妇幼健康高绩效国家（原新 等，2021）。截至2021年，中国共有3032家妇幼保健机构，妇幼保健机构人员数达54.23万人，年门诊量达2.98亿人次，年住院达927.81万人次。相较于1991年，中国孕产妇死亡率从88.8/10万下降至16.1/10万，下降了81.9%；新生儿死亡率从33.1‰下降至3.1‰，下降了90.6%；婴儿死亡率从50.2‰下降至5.0‰，下降了90.0%；5岁以下儿童死亡率从61.0‰下降至7.1‰，下降了88.4%。

尽管过去70年中国妇幼保健工作取得长足的发展，但中国妇幼保健院仍然时刻面临着时代考验。新时期，伴随着"全面二孩"[①]政策的铺开，孕产妇与新生儿数量攀升，尤其是高龄高危孕产妇以及出生缺陷儿的数量增多，对分娩技术的要求提高，公众对优质的妇幼医疗保健需求急速上升，其健康意识与健康需求也呈现出多元化特征。此外，

---

① 2015年12月27日，全国人大常委会表决通过了人口与计划生育法修正案，全面二孩于2016年1月1日起正式实施，三孩政策从2021年5月31日开始实行。

传统运营管理模式下的公立妇幼保健机构还面临着政府投入的相对不足、补偿机制的落实不到位、妇幼保健院建设的相对滞后、核心医疗资源的严重不足、妇幼保健院内部管理不能适应快速增长的妇幼医疗健康需求新格局等困境；与此同时，民营妇幼保健机构的快速成长也带来激烈竞争，成为公立妇幼保健机构强有力的竞争对手。

现有研究多聚焦于医院这一主体，通过多维度、多视角评价医院核心竞争力，鲜有研究以妇幼保健院为主体探究核心竞争力；同时，现有关于核心竞争力的定义尚未统一，核心竞争力也被译为核心能力或核心专长。不同研究者将哈默尔和普拉哈拉德的核心竞争力要点解读为学识、协调和整合、技能和技术流等不同流派（Peteraf，1993；Christensen，2002；Pavitt，2002）。企业的核心竞争力概念显然不适用于妇幼保健院，如何界定妇幼保健院的核心竞争力是亟待解决的问题。

中国正在深入进行新一轮医药卫生体制改革，鼓励妇幼保健机构创新医疗服务模式，实现发展方式从规模扩张型向质量效应型转变、从粗放的行政化管理向精细的信息化管理转变、从投入机构硬件建设向扩大分配投入内涵建设转变，质量和效率同步提高。这对妇幼医疗服务的便捷化、精细化、科学化提出了更高要求，促使公立妇幼保健机构加快转变运营管理模式，紧跟医疗行业新政策、新体系、新科技的革新，把握妇幼人群新需求导向，在服务载体、服务模式、发展定位等方面做出全新改变，培育并提高妇幼保健院的核心竞争力。

（二）研究问题

在如此形势面前，中国妇幼保健院将如何发展？应选择什么样的战略来提升中国妇幼保健院核心竞争力，让医院在供求关系严重失衡的专科医疗市场中取得突破，走出一条有特色的专科医院持续发展之路，是摆在妇幼保健院面前的一个难题。为了制定顺德妇幼保健院切实可行的发展战略，仍然有一些问题需要进一步研究。

①医疗机构的核心竞争力是什么，如何界定妇幼保健医院的核心竞争力。

②如何培育妇幼保健医院的核心竞争力。

③在医药卫生体制改革的大背景下，提高妇幼保健医院核心竞争力的重要作用有哪些。

（三）研究目的及意义

基于上述研究背景和提出的问题，本研究以中国珠三角地区的公立妇幼保健机构——顺德妇幼保健院为实证研究对象,开展提升核心竞争力战略研究,有助于打破顺德妇幼保健院的发展瓶颈,梳理顺德妇幼保健院的发展桎梏,为其长期发展提供科学可行的指导,对妇幼保健机构的可持续发展具有深远意义;同时,本研究形成的妇幼保健机构提升核心竞争力战略立足中国国情,可为改革中的其他妇幼保健机构提供借鉴经验。

二、研究理论与研究设计

(一)理论基础

1. 资源基础理论

资源基础理论(Resource-Based View,RBV)是用资源来维持企业的成长战略和竞争优势(Wernerfelt,1984)。资源基础理论的基本思想是将企业看成各种资源组合而成的集合体,企业需通过资源创造与累积以取得竞争优势,且企业应基于资源定位来拟定企业战略。支持资源基础理论的学者通常将资源分为有形资源、无形资源和人力资源三大类,其中有形资源是指可见的、可量化的资源,包括财务资源、物质资源;无形资源是指通过长期积累、根植于企业发展过程中的资源,包括技术、商誉、知识技能等;人力资源包括与企业相关的经验、知识、判断、风险承担倾向和个人智慧(全晓明,2008)。

在卫生健康领域,医院的资源则是指医院从事医疗活动所需要的各种有形和无形的投入,具体可分为有形资源和无形资源以及人力资源三大类(全晓明,2008)。这三大类资源都可能既包括了传统的医疗资源(医技人员、医疗技术、药品、医疗器械等),也包括了曾经被视为非医疗行为的资源(互联网、机器人、商业运行模式等)(陈婷 等,2017)。

值得注意的是,Hamel 认为有形资源和无形资源也可以看作一种能力,是竞争力的来源(Hamel,2000)。具体到医院能力,则是指医院运用、转换与整合资源的能力,是资产、人员和组织投入产出过程的复杂结合,其具体表现为整合所需资源用来完成医疗任务或从事经营活动的有效性和效率(全晓明,2008),包括直接能力(医疗服务能力)和间接能力(经营管理能力、质量管理能力、学科建设能力)。

2. 动态能力理论

与资源基础理论相反,动态能力(Dynamic Capacity,DC)理论认为资源和能力是有明显区别的，竞争优势的来源是动态能力的环境，它更强调能力而不是资源，因为资源的价值在动态市场的环境中趋于快速贬值（Collis et al.，2008）。资源仍然是重要的，但资源保持重要性的基础是动态能力对资源的配置（Cavusgil et al.，2007；Prieto et al.，2009）。

资源占有和拥有实用的资源同样重要，拥有能力使资源的整合和使用成为可能，因此，能力可以被看作企业组织资源的方式（Barney et al.，1998；Newbert，2008）。根据动态能力从出现到发挥作用的时间顺序，将动态能力归类为 3 类，一是感知动态能力，表现为对环境的洞察能力，即企业能感知和塑造获取竞争优势的机会；二是捕捉动态能力，体现为资源配置和整合能力，即企业能把握住获取市场竞争优势机会的能力；三是转变动态能力，表现为变革创新能力，即企业为了获取甚至维持竞争优势采用转型等实现持续更新的能力。

医疗机构动态能力的核心在于医院能够及时感知到环境中的挑战与机遇，快速获取或创造与环境匹配的知识、智力和资源，形成回应公众健康需要、适应新的竞争生态和促进医院长期绩效增长的能力（张进 等，2019）。医院的动态能力包括 3 个方面：一是对环境的洞察能力，主要反映学习吸收能力，是动态能力的重要体现，学习吸收能力较强的医院具有更好地整合外部信息并将其转化为医院内部知识的能力。二是资源配置和整合能力，对于医院已有的资源基础，根据外部环境的变化整合资源，发挥其作用。三是变革创新能力，是战略资源利用的加速器，可以使医院所拥有的战略资源发挥作用的时间尽可能长，并不断更新战略资源，借此获得持续竞争优势。

3. 核心竞争力理论

核心竞争力理论源于战略管理理论、经济学理论、知识经济理论、创新理论对持续竞争优势之源与逻辑的探索，最初被应用于研究企业核心竞争力，认为企业的核心竞争力是企业持续竞争优势之源，这一观点逐渐受到经济学、管理学和实业界的认同（杨栎，2007）。

核心竞争力是组织获取持续竞争优势的基础，但并不是所有资源、知识和技术都能形成核心竞争力，只有当资源、知识、技术能力符合核心竞争力的特征，并且适用于组织个性化发展过程时，才有可能成为组织的核心竞争力。Barney 提出只有符合 VRIO（Value，Rarity，Inimitability and Organization）的资源或能力才能形成组织的核心竞争力（Barney，1991）。具体而言：①价值（Value），能帮助组织创造更多价值，或降低成本，并且使其优于竞争对手；②稀缺性（Rarity），如果组织拥有某种特定的有价值资源，那么该资源在有价值的同时也具备了稀缺性，这种资源就有可能给组织带来竞争优势（Barney et al., 1994）；③难以模仿性（Inimitability），组织中基于知识、文化和组织架构的能力较难以被模仿；④组织架构（Organization），核心竞争力本身不能产生竞争优势，只有当组织具备足够的组织能力，能有效开发、利用和管理这些有价值、稀缺性的、难以模仿的资源时，这些资源和能力才能创造竞争优势。

综合资源基础理论、动态能力理论和核心竞争力理论，可以发现，核心竞争力是医院获取持续竞争优势的基础，而医院在形成核心竞争力的过程中，一是离不开医院各种资源的基础支撑作用，包括各种有形资源和无形资源；二是组织能力对医院的核心竞争力具有重大意义，单一的技能、技术、知识、资源、能力等的简单堆砌并不能构成核心竞争力，而必须通过组织整合，使之发生功能上的融合、裂变，最终形成核心竞争力；三是动态能力对于医院应对环境变化、适应新的竞争生态和促进医院形成长期绩效增长的能力具有重要作用。值得注意的是，医院文化在构建核心竞争力过程中发挥着重要驱动作用，其本身属于无形资源，但在医疗实践能够带来巨大的竞争优势，可以单独将其作为医院形成核心竞争力的战略资源。

（二）研究设计

本研究运用德尔菲法构建中国妇幼保健院核心竞争力评价指标体系，并收集包括顺德妇幼保健院在内的 6 家同等级医院资料对此体系进行验证。随后，以构建的中国妇幼保健院核心竞争力评价指标体系为指导，通过案例研究分析顺德妇幼保健院的资源、能力、组织文化方面的优势、劣势、机会和威胁，并结合顺德妇幼保健院 10 年（2010—2019 年）发展历程回顾、圆桌会议结果等，提出培育和提升妇幼保健院核心竞争力的发展战略及具体措施。

三、案例展示

（一）案例背景

顺德妇幼保健院位于广东省佛山市顺德区，成立于 1960 年，是顺德区唯一妇女儿童专科医院，也是全区妇幼保健技术指导中心，担负着全区各镇妇产科和新生儿科危重患者的抢救工作。2017 年，顺德妇幼保健院成为广东医科大学附属妇女儿童医院，在政校合作基础上，医教研水平得到提升，配套科研经费、教育培训经费逐年增加，在不断提升科研、教学的基础上，医疗技术水平也不断提升，医院的新生儿科、发育儿科、外科、产科被评为区级重点专科。

顺德妇幼保健院始终坚持走"大专科、强综合"的发展之路，一批德才兼备的学科带头人相继加盟，并定期轮派多名专家赴英国、澳大利亚、日本、新加坡、意大利等国留学进修。此外，顺德妇幼保健院以"内强体系、外建网络"为发展思路，以妇女、儿童为主要服务人群，以保障生殖健康为目的，不断完善整合型医疗服务体系，打造区域互联网智慧医院，通过防治结合、院内外结合、门诊住院结合、群体与个体结合的综合服务，为妇女儿童提供全生命周期的主动医疗保健服务（顺德妇幼保健院，2016）。

目前，顺德妇幼保健院已发展为集医疗、保健、科研、教学为一体的三级甲等妇幼保健院，是顺德区首家获省卫健委批准、目前唯一正式运行人类辅助生殖（试管婴儿）技术的医院。

（二）顺德妇幼保健院 2010—2019 年的发展状况

2010—2019 年，顺德妇幼保健院不断开拓业务，并对资源进行整合，医疗技术水平得到提升，创新能力逐步提高。伴随而来的是，2010—2019 年顺德妇幼保健院总收入持续增长，2019 年的总收入是 2010 年的 2.6 倍，10 年来医院经营有序，年均增长率为 11.5%，年均结余率为 5.2%，最高是 2011 年的 9.02%、最低是 2013 年的 1.64%。

在门诊业务方面，2010—2019 年，顺德妇幼保健院门诊人次从 2010 年的 58.54 万人次增长到 2019 年的 93.48 万人次，增长 59.7%，年均增长率约为 6%。门诊年收入从 2010 年的 8800 万元增长到 2019 年的 2.25 亿元，增长 155.7%，年均增长率约为 11%。

在住院业务方面，2010—2019 年，顺德妇幼保健院出院人次由 2010 年的 1.85 万人次增长到 2019 年的 2.69 万人次，增长 45.4%，年均增长率约为 5%。其中前 5 年（2010—2014 年）由于床位、技术水平受限，年均增长率只有 4%；后 5 年（2015—2019 年）床位数得到扩充，医疗技术与服务水平提升，年均增长率为 8%。住院年收入从 2010 年的 7900 万元增长到 2019 年的 1.98 亿元，增长 150.6%，年均增长率约为 11%。

在患者及员工满意度方面，根据顺德区卫健局数据显示，2010—2019 年，顺德妇幼保健院患者满意度持续保持在 80% 以上；2015—2019 年，顺德妇幼保健院推行"家文化"，致力提升员工归属感及"患者至上"服务后，患者始终保持在全区前三，员工满意度名列全区第一。

总体而言，2010—2019 年，顺德妇幼保健院获取了较强的、持续的竞争优势，医院服务量包括住院服务人次、门诊服务人次等持续增长，患者及员工的满意度不断提高。

四、数据收集与发现

（一）研究方法

1. 文献分析法

通过查找大量文献，总结梳理医药卫生体制改革、医院战略管理、分析我国妇幼保健机构核心竞争力构成要素，以及战略管理的性质、特征、原则、层次和过程，为本研究提供理论依据。对公开发行的专业期刊、政府政策文件、互联网、图书等资料进行分析，获取妇幼保健机构提升核心竞争力管理策略和措施的最新动态和进展。

2. 德尔菲法

基于文献分析和自由列举，初步设定妇幼保健院核心竞争力评价指标体系的估计指标，并运用德尔菲法进行 3 轮调研确定妇幼保健院核心竞争力指标体系及权重系数，构建妇幼保健院核心竞争力综合评价指标体系。

3. 案例研究法

选择顺德妇幼保健院作为研究案例，进行实证研究。通过研究内部资料与直接观察、举行圆桌会议等分析顺德妇幼保健院的外部环境和内部资源、能力、组织文化的优势、劣势、机会、威胁，并进行市场分析与定位，提出提升核心竞争力的战略选择，形成竞争优势。

（二）研究发现

1. 中国妇幼保健院核心竞争力综合评价指标体系

（1）指标体系的构建

首先，通过文献分析初步设计妇幼保健院核心竞争力评价指标体系的一级指标为有形资源、无形资源、组织能力、动态能力和医院文化。随后，开展3轮专家咨询，邀请医院中高层管理者和从事医院管理、卫生经济等领域的专家共35名，对可能影响妇幼保健院核心竞争力的相关指标进行列举、筛选与建议，并对指标的重要性进行评价，共有32名专家全程参与3轮调研，最终确定妇幼保健院核心竞争力综合评价指标体系（表1）。妇幼保健院核心竞争力综合评价指标体系包括8个一级指标，即人力资源、信息资源、社会关系资源、战略管理能力、技术服务创新能力、医疗服务能力、辖区管理能力和医院文化，41个可测评的二级指标。

表 1　中国妇幼保健院核心竞争力综合评价指标体系

一级指标	权重	二级指标	权重	方式
一、人力资源	0.129	1. 管理人员素质	0.036	高优
		2. 高级职称卫生技术人员比例	0.032	高优
		3. 硕士研究生及以上学历卫生技术人员比例	0.033	高优
		4. 从事群体保健人员比例	0.028	高优
二、信息资源	0.122	1. 电子病历应用功能水平分级	0.030	高优
		2. 医院信息互联互通标准化成熟度测评	0.031	高优
		3. 智慧医疗分级	0.030	高优
		4. 网络信息系统安全保护等级	0.031	高优
三、社会关系资源	0.118	1. 博士后流动站、博士点、硕士点	0.029	高优
		2. 卫技人员带教外院人员人均数	0.026	高优
		3. 医院知名指数	0.031	高优
		4. 患者满意度	0.036	高优
四、战略管理能力	0.130	1. 确定医院目标及中长期发展规划	0.033	高优
		2. 完善的人才引进及激励机制	0.033	高优
		3. 学科建设水平	0.033	高优
		4. 完善的绩效激励制度	0.030	高优
五、技术服务创新能力	0.128	1. 配套科研经费占总经费支出比例	0.017	高优
		2. 教育培训费用占总经费支出比例	0.018	高优
		3. 每百名卫技人员科研立项经费额	0.018	高优
		4. 每百名卫技人员核心期刊及 SCI 文章数	0.018	高优
		5. 每百名卫技人员年新技术业务开展数	0.019	高优
		6. 整合型医疗保健服务	0.019	高优
		7. 提供生育全程服务	0.019	高优
六、医疗服务能力	0.129	1. 年 DRG 组数	0.019	高优
		2. 年住院患者 CMI 值	0.019	高优
		3. 出院患者微创手术占比	0.018	高优
		4. 出院患者四级手术比例	0.019	高优
		5. 手术患者并发症发生率	0.018	低优
		6. 医院感染发生率	0.019	低优
		7. 重症监护床占比	0.017	高优

续表

一级指标	权重	二级指标	权重	方式
七、辖区管理能力	0.120	1. 年活产数占辖区助产机构活产数比例	0.021	高优
		2. 辖区孕产妇死亡率	0.021	低优
		3. 辖区婴儿死亡率	0.021	低优
		4. 辖区孕产妇系统管理率	0.019	高优
		5. 目标人群孕前优生检查覆盖率	0.019	高优
		6. 辖区新生儿遗传代谢疾病筛查率	0.020	高优
八、医院文化	0.124	1. 统一的 VI 系统	0.022	高优
		2. 服务规范、举措、品牌	0.025	高优
		3. 医院的核心价值观、使命和愿景	0.025	高优
		4. 品牌传播度	0.024	高优
		5. 员工满意度	0.027	高优

（2）实证检验

采用本研究建立的妇幼保健院核心竞争力评分模型，并获取包括顺德妇幼保健院在内的 6 家同等级妇幼保健院（H1～H6）核心竞争力评价模型指标的数据，运用模型总分计算方法计算总分。核心竞争力评价结果显示，6 家实证医院得分排序由高到低依次为 H1、H6、H2、H5、H3、H4。其中核心竞争力水平相对较高的是 H1、H6，得分高于 80 分，而水平相对较差的是 H4，得分低于 60 分，得分结果符合优劣判断的一般规则，具有判别性（表 2）。

表 2　6 家妇幼保健院综合评分法各一级指标得分及总分情况

单位：分

医院	人力资源	信息资源	社会关系资源	战略管理能力	技术服务创新能力	医疗服务能力	辖区管理能力	医院文化	总分
H1	6.5	12.2	8.5	12.9	11.0	10.1	10.0	10.6	81.8
H2	9.7	3.1	4.2	10.9	8.4	12.9	12.1	8.9	70.2
H3	5.2	4.6	6.2	10.9	7.5	9.2	12.1	10.0	65.7
H4	3.6	4.6	7.4	10.9	3.8	8.4	10.1	11.1	59.9
H5	5.0	4.6	4.7	10.9	9.2	12.9	10.1	8.9	66.3
H6	9.7	9.2	9.3	12.2	12.8	9.3	8.1	10.7	81.3

同时，通过数据调查和查询，获取这 6 家妇幼保健院 2018 年国家绩效排名，H1～H6 的国家排名顺序从高到低依次是：H1、H6、H2、H5、H3、H4。

此外，运用所建立的妇幼保健院核心竞争力评价模型进行综合评分排名，再通过加权 TOPSIS 法排名，H1～H6 的顺序从高到低依次是：H1、H6、H2、H3、H4、H5，评估结果与国家绩效排名相符。

对 3 种方法得到的排序结果进行 Spearman 秩相关性分析，得到综合评分模型与国家绩效排名（2018 年）、综合评分模型与加权 TOPSIS 法、国家绩效排名与加权 TOPSIS 法的相关系数分别为 0.829、0.829、0.886，均有 $P < 0.05$，相关系数均大于 0.8，3 种方法排序结果呈正相关（表 3）。

表 3　3 种综合评价方法排序的相关性

评价方法	综合评分法		国家绩效排名		加权 TOPSIS 法	
	r	P	r	P	r	P
综合评分法	1.000	—	0.829	0.042	0.829	0.042
国家绩效排名	0.829	0.042	1.000	—	0.886	0.019
加权 TOPSIS 法	0.829	0.042	0.886	0.019	1.000	—

经 6 家妇幼保健院核心竞争力评价模型指标的数据验证后，可发现本研究制定的妇幼保健院核心竞争力评估指标具有一定的科学性和准确性，对于识别妇幼保健院核心竞争力的关键要素、针对性制定妇幼保健院核心竞争力提升战略具有重要参考价值。

2. 顺德妇幼保健院核心竞争力要素分析

以本研究构建的中国妇幼保健院核心竞争力评价指标体系为指导，对 2010—2019 年顺德妇幼保健院获取竞争优势过程中的关键事件进行分析，探讨既往影响顺德妇幼保健院发展的核心竞争力要素，提炼顺德妇幼保健院核心竞争力提升策略，用以指导顺德妇幼保健院未来提升核心竞争力的战略制定（表 4）。

表 4　2010—2019 年顺德妇幼保健院核心竞争力要素分析

年份	决定/事实	理由、目的	影响	核心竞争力提升
2010	"广东省产前诊断机构、新生儿疾病筛查机构"挂牌、儿童医院独立建设并落成启用	建立顺德区唯一一个专科诊治平台，促进儿科亚专科发展	提升儿科及产科专科品牌及区域影响力	异质性资源获取
2010	儿科、新生儿科、产科、发育儿科创建成为顺德医学重点专科	重点专科建设与发展	建立区域专科权威	动态能力提升
2011	三级甲等妇幼保健院通过国家评审	医院进一步发展提升需求	提升医院等级，全面提升医院整体水平	动态能力提升
2012	获省卫生厅批准开展试管婴儿及其衍生技术，辅助生殖试管婴儿技术通过国家评审	填补顺德生殖专科领域空白	可正式开展试管婴儿技术，造福顺德市民群体	动态能力提升
2013	医院管理层出现廉洁问题，主要管理者院长及部分副院长更换	医院发展受到严重影响	严重影响员工的士气及文化	医院文化及动态能力受到严重影响

续表

年份	决定 / 事实	理由、目的	影响	核心竞争力提升
2015	新院长到任，建立以关爱为主题的"家文化"，新绩效考核方案全面应用	针对医院士气不高、人心不齐现象进行文化引导，员工积极性全面提升	医院关爱"家文化"初步建立，推动医院业务发展能力	独特的医院文化建立
2015	医院 HIS、LIS、PACS、HERP 及微信服务平台全面上线	提升医院智能化、信息化水平	信息化提升助推医院服务能力提升	动态能力提升
2016	成为"人流后关爱（PAC）优质服务医院"；仁爱基金贫困新生儿资助项目签约；台商协会"小天使帮扶基金"项目启动	人流群体服务提升资助贫困脑瘫患儿帮助贫困住院患儿	缓解贫困患者家庭压力关爱"家文化"进一步深化	医院文化的建立
2017	佛山市重点（特色）专科（儿科、生殖科、胃肠肛肠外科）挂牌	提升儿科、生殖科、胃肠肛肠外科区域水平	进一步确立专科品牌	异质性资源获取
2017	分别与上海世瑞方华管理公司签订内涵建设项目，与上海悦医企业管理有限公司签订"医院优质服务全员培训项目"	规范医院内部质量管理培养了一批优秀的医院内训师，优质服务提升	提升医院质量管理水平，医院服务文化，建立医院服务品牌	动态能力提升服务文化建立
2017	成为广东医科大学附属妇女儿童医院	政府提出政校合作战略	依托大学优质资源，提升医院医、教、研水平	动态能力提升，同时获取异质性资源
2018	申请通过顺德区产科质量控制中心及儿科医疗质量控制中心，儿童重症医学科启用，儿童呼吸科、消化内科成立	提升专科区域影响力，提升危重症的救治能力	医院质量管理意识提升及专科品牌提升	动态能力提升，同时获取异质性资源
2018	院内举办硕士生高级研修班开班，建立医院后备人才库及导师库	提升职工学历，培养后备人才	医院人才梯队得以建立	动态能力提升
2018	智慧医院自助服务项目启动，成为佛山市智慧（网络）医院及智能化护理医院示范单位	智能信息化提升服务	实现门诊零排队，智能化护理品牌得到提升	动态能力提升
2019	广东医科大学顺德妇女儿童医院妇幼研究所挂牌	弥补医院科研水平较低短板	建立科研平台，提升妇幼研究水平	动态能力提升
2019	建立了儿童血液研究所和儿童呼吸疾病研究所，引进儿童血液病专家陈日玲教授、马国达、郭润明等博士团队	优质人才的获取带动了学科发展	儿科综合服务能力进一步加强	获取异质性资源
2019	购置 MRI 大型设备	促进医院小儿神经科及胎儿医学发展	学科进一步发展	获取异质性资源

3. 顺德妇幼保健院 SWOT 分析

为了更深层次探讨顺德妇幼保健院如何提升核心竞争力，研究举行圆桌会议，邀请顺德妇幼保健院的中高层管理者、员工代表进行讨论。议题包括顺德妇幼保健院的品牌地位、与周边相比的优劣势、目前的发展机遇、威胁、未来发展的关键因素等，各议题提及频率最高的前 3 项要素如表 5 所示。考虑到圆桌会议讨论人员要非常熟悉顺德妇幼保健院的发展历程，员工代表均为在院工作年限 5 年以上、中级以上的科室业务骨干，圆桌会议以 6 人或 8 人为一个小组进行讨论，共 4 组 30 名专家。

表 5　圆桌会议调查结果

要素	频率
优势	
历史悠久口碑好	28
优势专科较强	25
社会认同感强	19
劣势	
医院精细化管理意识不强（成本管理、客户管理）	30
专科品牌影响力不足，整合型医疗服务体系未能建立	24
员工科研教学能力不足，学习积极性有待提升	22
机遇	
国家二孩政策开放	28
医保网络完善，民众医疗保健意识增强	25
粤港澳发展规划助推医疗发展	20
威胁	
周边医院快速发展实力赶超	25
人才竞争压力	24
科技快速发展	20
发展关键因素	
新院建设	29
学习型医院建设	27
人才储备和学科间协作发展	22

以构建的中国妇幼保健院核心竞争力评价指标体系为指导，结合顺德妇幼保健院内部资料和圆桌会议结果，研究运用 SWOT 分析方法，着重分析顺德妇幼保健院的优势、劣势、机会和威胁，并提出顺德妇幼保健院核心竞争力提升战略。具体如下。

（1）优势（Strengths）

首先，顺德妇幼保健院是当地唯一一家集医疗、保健、预防、科研、教学于一体的三级甲等妇幼保健院，担负着全区妇产科和新生儿科危重患者的抢救工作。其次，顺德妇幼保健院组织结构清晰、管理功能完整、各部门的职能分工明确。医院制定五年、十年规划，设定发展目标、完善的人才引进及绩效激励制度。然后，顺德妇幼保健院医疗质量管理体系、优质服务管理体系较完善。始终坚持以患者为中心，建立起医院全面质量管理目标完善流程和规范，确保所有医疗服务均受质控，并形成 PDCA 循环管理思路，医院的运作遵循计划、执行、检查和总结持续改进。再次，顺德妇幼保健院医疗辐射能力较强，患者结构符合医院功能特性。顺德妇幼保健院以诊治妇女、儿童、新生儿多发病和常见病为主，分析顺德妇幼保健院 HIS（Hospital Information System）系统中的患者构成情况，发现患者性别和年龄符合以妇女儿童为主要诊疗对象的功能特性。最后，顺德妇幼保健院以"家文化"为核心，从制度、流程、理念等多层面开展文化建设，进行优质服务文化培训，设立医院人文讲堂，对医院核心价值观、医院使命、发展愿景进行培训，提高员工凝聚力。

（2）劣势（Weaknesses）

首先，从稀缺资源层面看：发展空间不足、医院的学科优势不突出、高端人才不足、医教研全面提升的发展意识不强。其次，从组织能力层面看：显示医院疑难重症的救治能力仍需加强；服务人群关系管理理念没有建立；医院管理比较粗放，运行成本高，经营管理的效益还有较大的提升空间等；合作共建、协同发展的意识也不够，区域妇幼健康管理网络未能完善，区域妇幼医疗保健业务统筹未能与院内业务有机结合。再次，从动态能力层面看：员工科研教学能力不足，学习积极性有待提升；医院管理者及员工危机和竞争意识还不够强烈，围绕医院的改革发展推进的创新举措不多，改革力度不大；在创新发展模式，多元化拓展途径等方面还做得不够，对大学的资源和平台挖掘利用不够；服务模式未能及时更新，整合型医疗服务体系未能建立。最后，从医院文化层面看：顶层设计方面做得不够，医院核心价值观、发展的总体愿景和目标不够明确；医务人员主动服务意识、学习及创新意识有待加强。

（3）机会（Opportunities）

2016 年，二孩政策全面推行，适龄婚育妇女对婚检、产检、生产及婴幼儿护理等有着强烈的需求，给我国的妇幼专科医院带来巨大的发展机会。2016 年，全国卫生与健康大会要求"加快推进健康中国建设"。同年，中共中央、国务院印发《"健康中国2030"规划纲要》。2018 年 3 月，中华人民共和国第十三届全国人民代表大会第一次会议提出为推动实施健康中国战略，树立大卫生、大健康理念，把以治病为中心转变到以人民健康为中心。2019 年，顺德区生产总值突破 3500 亿元，连续 8 年位居全国综合实力百强区第一，连续两年名列全国绿色发展百强区第一位；与此同时，人民群众健康观念也向中等收入国家靠拢，对医疗健康的效果、品质、体验等提出了更高的要求，更加注重个性化、人性化（中商情报网，2020）。另外，随着计算机和网络技术的发展，互联网与医疗技术的融合，医院信息系统（HIS）、医学影像存档与通信系统（PACS）、临床信息系统（CIS）、移动医护工作站等技术的应用，也极大地推进了新的医疗模式快速转变。

（4）威胁（Threats）

首先，南方医科大学顺德医院（顺德区第一人民医院）、暨南大学附属顺德医院（顺德区第二人民医院）新医院已相继投入使用，医院自身规模、技术、品牌和地理位置等因素都具有一定的优越性；且较大规模的民营医疗机构业务逐渐向妇儿方向延伸发展，并以其特色的专科优势或优质服务来吸引周边区域的病源，顺德妇幼保健院面临着与周边同等级医院的激烈竞争。其次，《佛山市卫生计生事业发展"十三五"规划》明确提出提升基层医疗卫生机构（含二级医院）诊疗量占比、居民 2 周患病就诊首选基层医疗卫生机构的比例；推进公立医院改革，取消药品加成，医院补偿方式改变；实施分级诊疗，逐步推行分级诊疗考核标准。自 2018 年 1 月 1 日起，佛山市试行基本医疗保险住院医疗费用按病组分值付费（DRGS）改革，对医院管理精细化提出更高要求。同时，随着我国经济发展进入新常态，城镇化速度也将从高速增长转向中高速增长、城镇化发展转向规模扩张和质量提升并重，城镇化是现代经济增长的重要推动力，人口在城市中聚集会产生显著的规模经济效应，医疗市场需求将会迅速增长和多元化，将会促进专业化分工，在医疗领域专科医院的"专业化"也会面临更大的挑战。

针对以上分析，提出顺德妇幼保健院核心竞争力提升战略，如表 6 所示。

表 6　顺德妇幼保健院 SWOT 矩阵分析

	优势（S）	劣势（W）
机会 （O）	SO 战略 SO1.兴建新医院 SO2.加强信息化建设，打造智慧医院 SO3.建立医院客户关系管理系统 SO4.开发客户新需求，构建营销网络	WO 战略 WO1.精英医学人才的培养 WO2.培养和塑造优秀的医院管理团队 WO3.建立学习型医院 WO4.建设妇幼医学中心，构建创新医学实践体系 WO5.构建整合型医疗保健服务体系 WO6.构建妇女儿童全生命周期健康管理服务链

续表

	优势（S）	劣势（W）
威胁（T）	ST 战略 ST1.建设妇幼研究所及科研平台基础培养人才，推进学科发展 ST2.建立区域妇幼医疗保健联盟，发挥示范引领作用，提升区域影响力与辐射力 ST3.建设互联网妇幼保健院，实现线上线下联动机制	WT 战略 WT1.医院设立专科运营部，构建医院管理运营新体系 WT2.推进医院精益 5S 管理及全成本核算管理 WT3.打造特色的学科品牌 WT4.建立区域性妇女、儿童疑难、危重症诊治中心 WT5.构建以价值为导向的绩效管理制度 WT6.健全全方位、多层次、多维度的质量管理制度

五、讨论

核心竞争力的构建是一个持续性、动态性的过程，本研究围绕核心竞争力展开研究，对顺德妇幼保健院的资源、能力、核心竞争力、竞争优势等进行了深入分析，并针对顺德妇幼保健院的核心竞争力提升提出战略思考。

第一，梳理了顺德妇幼保健院核心竞争力的要素。在文献回顾和专家咨询的基础上，构建了包括人力资源、信息资源、社会关系资源、战略管理能力、技术服务创新能力、医疗服务能力、辖区管理能力、医院文化 8 个方面，共 41 项可测评的二级评价指标体系。中国医疗机构的核心竞争力是指能够为医院实现持续竞争优势的一系列有价值的、稀缺的、不可模仿的、有组织的资源、动态能力、医院文化有机组合，是通过独特的医院文化与管理整合融合而成的医院整体运作能力。

第二，顺德妇幼保健院服务人群以妇女、儿童为主，提供的医疗服务专一性强，具有 VRIO 特征的资源与能力是妇幼保健院核心竞争力的载体与基础，独特的医院文化是构筑妇幼保健院核心竞争力源动力，动态能力是妇幼保健院核心竞争力形成必经之路。应补充 VRIO 资源与能力、增强动态能力、建构独特医院文化。具体战略措施包括：在 VRIO 资源与能力方面，一是需要构建精英人才培养体系，塑造优秀的医院管理团队；二是加强信息化建设，打造智慧医院；三是建立医院服务人群关系管理系统，构建营销服务网络；四是打造妇幼特色的学科品牌，建立区域性妇女、儿童疑难、危重症诊治中心；五是建立区域妇幼医疗保健联盟，提升区域辐射能力。在动态能力方面，一是应建立学习型医院；二是设立专科运营部，构建医院管理运行新体系；三是建设妇幼医学中心，构建创新医学实践体系；四是以健康为中心，打造整合型医疗保健服务体系；五是针对妇婴群体，构建妇儿全生命周期健康管理服务链。在独特医院文化建构方面，一是构建妇幼关爱"家文化"；二是营造鼓励创新，宽容失败的医院文化；三是强化文化的管理与传播。

第三，战略落实过程需要多方位的保障。首先，在组织架构方面，成立各类相关管理部门，实行扁平化管理架构，有效缩减人力资源成本，提升工作服务效能；其次，健全全方位、多层次、多维度的质量管理制度，构建以价值为导向的绩效管理制度，建立符合行业特点的人事管理制度，为战略提供制度保障；再次，在经费保障方面，政府计划未来 4 年投入 15 亿元进一步扩大医疗接待能力，拓展医疗辐射范围，同时院内加大经费预算，保证各类资源投入；最后，在信息技术方面，建立完善的信息支持系统，通过信息系统整合整体性解决方案，实时响应患者需求。

本研究在充分吸收了国内外研究成果的基础上，对中国妇幼保健院核心竞争力的构成要素、特征等做了初步的探索性研究，从资源、能力及文化角度分析中国妇幼保健院核心竞争力的内涵与外延，具有理论的创新性。研究构建的中国妇幼保健院核心竞争力指标体系，为中国妇幼保健院提升和培育竞争力提供了科学的理论依据，有助于丰富中国妇幼保健院核心竞争力战略研究。同时，本研究通过顺德妇幼保健院案例这扇窗口，展现了中国妇幼保健院的发展瓶颈，并梳理其发展桎梏，并制定顺德妇幼保健院合理科学的发展战略规划，加以实施可提升医院服务质量且满足新常态下妇幼健康的需求，提高该地区广大妇女儿童的获得感和幸福感，更好地迎接医疗市场竞争带来的挑战，进而从容面对政府对医院的改革要求，提升医院的运营效率，最终实现可持续性发展。本研究为样本医院及同类医院进一步提升核心竞争力战略提供了线索，为国家制定公立医院改革配套政策提供了思路和参考。

参考文献

[1] BARNEY J B, WRIGHT P M. On becoming a strategic partner: The role of human resources in gaining competitive advantage [J]. Human Resource Management, 1998, 37 (1): 31-46.

[2] BARNEY J B, ZAJAC E J. Competitive organizational behavior: toward an organizationally-based theory of competitive advantage [J]. Strategic Management Journal, 1994, 15 (S1): 5-9.

[3] BARNEY J B. Firm resources and sustained competitive advantage [J]. Journal of Management, 1991, 17: 99-120.

[4] CAVUSGIL E, SEGGIE S H, TALAY M B. Dynamic capabilities view: foundations and research agenda [J]. Journal of Marketing Theory and Practice, 2007, 15 (2): 159-166.

[5] CHRISTENSEN J. Corporate strategy and the management of innovation and technology [J]. Industrial and Corporate Change, 2002, 11 (2): 263-288.

［6］COLLIS D J，MONTGOMERY C A. Competing on resources［J］. Harvard business review，2008，86（7/8）：140-150.

［7］NEWBERT S L. Value，rareness，competitive advantage，and performance：A conceptual-level empirical investigation of the resource-based view of the firm［J］. Strategic Management Journal，2008，29（7）：745-768.

［8］PAVITT K. Innovating routines in the business firm：what corporate tasks should they be accomplishing［J］. Industrial and Corporate Change，2002，11（1）：117-133.

［9］PETERAF M A. The cornerstones of competitive advantage：a resource-based view［J］. Strategic Management Journal，1993，14（3）：179-191.

［10］PRIETO I M，REVILLA E，RODRGUEZ-PRADO B. Building dynamic capabilities in product development：How do contextual antecedents matter［J］. Scandinavian Journal of Management，2009，25（3）：313-326.

［11］WERNERFELT B. A resource-based view of the firm［J］. Strategic Management Journal，1984，5（2）：171-180.

［12］陈婷，闵锐，乐曲，等.健康中国建设背景下大型公立医院动态能力初探［J］.中国医院管理，2017，37（6）：1-4.

［13］妇幼健康司.中国妇幼健康事业发展报告［EB/OL］.（2019-05-27）［2023-06-25］.http：//www.nhc.gov.cn/fys/s7901/201905/bbd8e2134a7e47958c5c9ef032e1dfa2.shtml.

［14］国务院.2018年政府工作报告［EB/OL］.（2018-03-22）［2023-06-25］. http：//www.gov.cn/premier/2018-03/22/content_5276608.htm.

［15］加里·哈默.战略柔性：变革中的管理［M］.朱戎，段盛华，胡明，译.北京：机械工业出版社，2000.

［16］全晓明.城市医院战略管理研究［D］.武汉：华中科技大学，2008.

［17］顺德妇幼保健院.医院简介：广东医科大学顺德妇女儿童医院（佛山市顺德区妇幼保健院）［EB/OL］.［2023-06-25］. http：//www.sdfybj.com/index.php？ac=article&at=list&tid=78.

［18］杨栎.我国医院核心竞争力分析模型研究［D］.重庆：第三军医大学，2007.

［19］原新，金牛.中国人口红利的动态转变：基于人力资源和人力资本视角的解读［J］.南开学报（哲学社会科学版），2021（2）：31-40.

［20］张进，孙涛.不确定环境下公立医院的动态能力：一个概念框架［J］.中国医院管理，2019，39（6）：3-6，15.

［21］中华人民共和国卫生部.妇幼保健机构管理办法［EB/OL］.（2006-12-19）［2023-06-25］. http：//www.nhc.gov.cn/cms-search/xxgk/getManuscriptXxgk.htm？id=18804.

［22］中商情报网.GDP万亿俱乐部扩容！佛山成广东GDP超万亿第三城［EB/OL］.（2020-01-29）［2023-06-25］. http：//baijiahao.baidu.com/s？id=1657077681150514057&wfr=spider&for=pc.

中国（云南）分级康复体系模型构建 *

叶斌 ①　Luis Martins ②　姜虹 ③　缪华章 ④

① 叶斌，云南圣约翰医院

② Luis Martins，葡萄牙里斯本大学学院教授

③ 姜虹，汕头大学教授

④ 缪华章，南方医科大学卫生管理学院博士生

摘要：为了满足患者疾病治疗全病程中分阶段功能康复需求，构建规范化医疗康复分级服务网络，提升康复医疗机构运行效益，本研究以云南省为例，以"一般系统论"理论和"学习圈"理论模型为指导，构建云南省分级康复体系规范化示范性模型。在此基础上，于 2016 年 5 月至 2017 年 12 月通过 4 轮专家访谈，论证云南省分级康复体系模型的合理性与规范性，并筛选出分级康复医疗机构建设标准及运行效益评价指标，以评价康复三级规范化体系模型的结构流程和运行效率。云南省分级康复体系模型实施后达到了优质医疗模式水平，使政府、患者、医疗机构及其员工等利益方获益，具有很好的推广价值。

关键词：康复；康复中心；康复站；分级康复；体系模型

Thesis Title：Building a Tiered Rehabilitation System：The Case of Yunnan Province

Abstract：This study applied the general system theory and Kolb's experiential learning theory to examine the phased functional rehabilitation needs of patients in the whole course of disease treatment. The purpose was to build a standardized hierarchical medical rehabilitation

---

* 叶斌为南方医科大学与葡萄牙里斯本大学学院联合公共卫生政策与管理 2011 级博士；Luis Martins 为该论文的指导教授。

service network and improve the operational efficiency of rehabilitation medical institutions A specific case in Yunnan Province was used to construct a standardized demonstration model of the graded rehabilitation system in the province. On this basis, four rounds of expert interviews were conducted from May 2016 to December 2017 to determine the rationality and standardization of the hierarchical rehabilitation model and screen standards and indicators to evaluate the process and operating efficiency of the three-level rehabilitation standardized model. It was concluded that the implementation of the system in Yunnan has reached the level of a high-quality medical model. Stakeholders such as the government, patients, medical institutions, and their employees gain benefits from it and its dissemination is of significance.

Keywords: rehabilitation, rehabilitation centers, rehabilitation stations, hierarchical rehabilitation

一、引言

改革开放以来，现代医学模式从生物医学模式逐渐转化为心理—生物—社会医学模式，治疗疾病的目标除临床治愈疾病外，更重要的是"以患者为中心"，恢复患者因病丧失的功能，帮助患者回归家庭和社会，提高生活质量。加之工业化进程加快、慢性代谢性疾病增加、社会老龄化加剧，人们的康复需求日益增涨。

（一）康复医学在中国发展历程及国内外现状

《中国残疾人事业发展报告（2021）》显示，中国各类残疾人总数约为 8500 万人，占总人口的 6.10% 左右，其中 5000 多万人需要康复，而且在人数超过 1 亿人的老年人和人数超过 2.6 亿人的慢性病患者中，需要康复的人超过 1000 万人，保守估计有康复需求的患者超 6000 万人，康复医学的重要性不言而喻（凌亢 等，2021）。

康复医学作为与预防医学、临床医学、保健医学并列的第四类医学，是现代医学"预防、临床治疗、康复"三位一体的重要组成部分，以避免患者发生功能障碍，提升患者的生存质量，促使早日康复为目标，重点在于为患者提供个性化康复服务，包含了对功能障碍的预防、诊断、评估、治疗、训练和处理，在特殊儿童康复、老年人、残疾人、运动损伤患者、工伤患者等人群的心理与机体功能康复方面发挥着十分重要的作用

（尹新 等，2016）。

　　然而，同其他临床科室相比，康复科治疗的患者病情情况常存在较大差异，治疗恢复时间长、医院周转率低，康复时间与康复效果往往与康复流程有较大关系，康复流程的不合理极容易使患者不知如何继续不间断恢复后续功能和保持已恢复的极限功能（一级康复），从而导致患者在前阶段（二级康复和三级康复）康复中已恢复的功能再丧失。

　　国外康复医学发展较早，目前医学发达的国家正在强调医学康复体系化，逐步完善三级康复体系建设。例如，在美国，三级康复医疗服务体系大致分为急性期康复机构、急性期后治疗机构和长期照顾机构；英国的三级康复医疗服务体系为急诊医院首诊，政府购买服务的专科康复医院住院康复，最后再转入社区康复，在三级机构之间构建以功能评价为依据的康复流程，进而形成上下互联互通的康复医疗联合体（Lin et al.，2013）。虽然康复流程上存在差异，但总的来说，许多发达国家患者在疾病临床治疗时，促进患者功能早期恢复的康复治疗方案（第一阶段康复，即三级康复）就第一时间介入疾病临床治疗阶（Bourdin et al.，2010）；患者疾病不稳定期临床住院治疗结束时的出院计划（二级康复和一级康复）也得到充分重视（Office of the Chief Psychiatrist.，2014）。

　　与发达国家相比，我国康复医学体系建设起步较晚，部分医疗康复机构不能准确定位康复功能，欠缺层级间患者动态流动的机制与渠道。另外，从事医疗康复机构的医务人员和患者缺乏康复转诊意识等原因，导致双向医疗康复转诊制度形同虚设（窦蕾 等，2017）。目前，中国大部分兼具三级康复能力和中期康复职能（二级康复）的康复专科医院，以向疾病急性期患者提供康复医疗服务为主，具备促进功能早期恢复的康复治疗能力的康复机构较少。同时，康复发展服务能力较弱，多数康复医疗机构缺少分级康复规范化标准、容纳患者能力缺口大，疾病不稳定期临床住院治疗结束后的二级康复和一级康复仍处在探索阶段，常面临患者疾病治疗后功能恢复慢、康复效果不理想和患者疾病治疗后功能恢复阶段性的评定不明确等问题。如何根据患者的治疗和功能恢复阶段差异进行康复治疗，提升医疗资源利用效率是一大难题。

　　此外，我国提供医疗康复服务的康复医院还存在数量较少、床位设置不足、医疗康复专业人才匮乏等各问题，严重阻碍了其接收医疗康复患者及提供康复服务的能力。《中国卫生健康统计年鉴（2022）》数据显示，在医院数量方面，截至2021年，全国共设立三级综合医院3275家、二级综合医院10 848家、一级综合医院12 649家、康复专科医院810家；在病床数量方面，2021年，我国康复医学科病床数量为327 717张，距离目标的44万张缺口仍然较大；在康复师配备方面，《国家康复医学专业医疗服务与质量安全报告（2019 年）》指出，我国有 56.35% 的医院医护人员配备数量不达标（张娜 等，2020）；同时，康复专业人才缺口很大，专业性、技术性、知识性的康复治疗师、康复专科护士等康复专业人员严重匮乏，我国每 10 万人配备的康复执业（助理）医师数量为 4.6 人，与国际标准的 50 人相比有非常大的差距。

事实上，为了解决以上困境，早在 2011 年，《卫生部办公厅关于开展建立完善康复医疗服务体系试点工作的通知》（卫办医政函〔2011〕777 号）中，明确提出要建立三级康复医疗分级诊疗体系，将全国康复医疗分为 3 个层面：急救期、稳定期、恢复期。2016 年，国务院在《"健康中国 2030"规划纲要》中指出，要建立完善的医疗卫生服务体系，加强康复、老年病、长期护理、慢性病管理、安宁疗护等接续性医疗机构建设，健全治疗—康复—长期护理服务链（中华人民共和国中央人民政府，2016）。2021 年 6 月，国家卫生健康委、发展改革委等八部委联合发布《关于印发加快推进康复医疗工作发展意见的通知》（国卫医发〔2021〕19 号），提出要逐步建立一支数量合理、素质优良的康复医疗专业队伍，力争到 2022 年，每 10 万人口康复医师达到 6 人、康复治疗师达到 10 人。同年 10 月，《国家卫生健康委办公厅关于开展康复医疗服务试点工作的通知》（国卫办医函〔2021〕536 号）发布，2022 年将开展 15 个省份的康复医疗试点工作，试点省市先行先试，形成可复制可推广的地方经验。

（二）研究背景及动机

目前，我国康复医疗体系仍有较大的发展空间，虽有政策保障作为基础，但如何合理配置医疗资源，提高医疗资源利用效率，全面覆盖患者不同时期的康复需求，形成科学的就医秩序，仍是我国医疗卫生领域改革的重要课题。结合国外经验与我国国情，本研究提出以下科学问题：①能否设计全疗程的、分阶段的、专业系统的、不间断的分级康复体系模型，科学整合康复医疗资源，将康复措施从三级医院急性期康复延伸至基层社区，形成上下贯通的、分层次的、分阶段的康复医疗服务；②能否制定出康复机构（康复中心、康复分中心、康复站点）的建设标准和运行规范；③能否制定出评定患者康复阶段性的规范化标准；④能否让患者在康复周期的各阶段，如急性发病期、疾病稳定期和出院康复期，均得到优质的、高效的、个体化的、连续性的康复诊疗服务，早日回归家庭并融入社会。对这些科学问题的回答毫无疑问有助于我们更好地理解和审视康复分级体系模型的建设范式，形成可复制、可推广的建设经验，以减少康复医疗资源浪费，带动全国康复医疗服务快速发展。

（三）研究目的及意义

本研究基于"一般系统论"理论和"学习圈"理论，构建云南省分级康复体系规范化示范性模型，论证和评价康复三级规范化体系模型的结构流程和运行效率，为中国在更大范围内推行分级康复体系提供理论支撑和实践依据。

二、案例展示——中国（云南）分级康复体系模型构建

（一）云南省康复医学服务体系建设现状

随着经济社会的快速发展和医药卫生体制改革的层层深入，康复医疗事业的发展面临新机遇与挑战，如何探索建立符合区域实际的分级康复医疗服务体系，实现医学康复一体化正逐渐成为各省医改领域研究重点课题。目前，云南省康复医学体系由工伤康复、残疾人康复、医疗康复三方面构成，工伤康复依赖于其独立、定点、系统开展的工伤康复工作，残疾人康复大多依赖于其独立的、非医疗性的康复训练机构系统开展的残疾康复工作；医疗康复依赖于综合医院康复科，但远远滞后于患者对康复医学的需求。云南省除省会城市昆明某些三级甲等综合性医院（昆明医科大学附属第二医院、云南省红十字会医院、云南省第三人民医院）开展了真正意义上的医疗康复外，其他医疗机构多开展以中医手段为主的康复医疗。云南省16个行政州市尚未建立合理的康复服务网络，除8个州市级医院开展了医疗康复外，其他县乡医院医疗康复几乎空白，云南省分级康复体系建设任重道远。

但是，云南省分级康复医疗体系在各个环节具有制度依据，国家和省级层面均对康复医学发展非常重视，多次出台重要文件进行保障，例如，《卫生部关于印发〈综合医院康复医学科基本标准（试行）〉的通知》（卫医政发〔2011〕47号）、《卫生部关于印发〈综合医院康复医学科建设与管理指南〉的通知》（卫医政发〔2011〕31号）、《卫生部关于印发〈康复医院基本标准（2012年版）〉的通知》（卫医政发〔2012〕17号）等政策对康复医疗服务体系中的各个供给主体进行标准化。2017年，云南省基本医疗付费机构主管部门云南省人力资源和社会保障厅在原有支付康复服务8项基础上又增加了21项康复服务支付，对提高医疗机构在康复领域的整体运营效率给予积极支持；2021年，云南省卫生健康委《关于印发云南省加快发展康复医疗服务工作实施方案的通知》

（云卫医发〔2021〕35号）发布，要求加强康复医疗服务体系建设，加快推动康复医疗服务高质量发展，提高应对重大突发公共卫生事件的康复医疗服务能力，逐步满足群众多样化、差异化的康复医疗服务需求。这些政策的支持都为云南分级康复体系模型的构建提供了可靠保障。

虽然云南省拥有强有力的康复医疗政策支持，但是分级康复医疗体系建设过程面临着越来越大的挑战和压力。一方面，云南省分级康复医疗服务体系缺乏标准化、示范化的模型指导，各个层次的康复医疗机制之间的联动性较弱，难以实现有效的康复对接；另一方面，康复医疗机构缺少建设标准及运行效益评价指标和评价机制，无法规范比较各单位试运行的康复医疗服务效果，不利于分级康复医疗服务体系的整体发展。

（二）云南省分级医疗康复规范化体系模型构建

为了解决目前云南省分级康复医疗服务体系的困境，2014年底，笔者开始承担云南省三级康复体系试点项目建设任务，由云南省提供试点项目资金，圣约翰医院进行同比例资金支持建设三级康复体系建设试点项目。目前，云南省分级康复体系建设已取得一定成效，三级康复体系之间形成较好的康复诊疗合力，为上百名患者提供康复诊疗、转诊和分诊服务，因而本研究选择其作为案例进行研究，期望打造云南康复三级体系规范化建设示范性工程，实现个体化快速康复的可操作性模型，为全国其他地区三级康复体系的规范化建设提供参考模板。

1. 理论基础

（1）"一般系统论"理论

"一般系统论"理论最早由贝塔朗菲于20世纪30年代提出，该理论指出系统是由许多相互作用、相互依赖的子系统组成的有机整体，强调整体与局部、局部与局部、系统本身与外部环境之间互为依存、相互影响和制约的关系，具备整体性、层次性、开放性三大基本特征（Bertalanffy et al., 2015）。整体性是一般系统理论的核心，强调系统性思维和结构思维，指出系统不仅仅是要素的机械之和，而是由各子系统的相互作用决定的，反映了整体与要素、层次、结构、环境的关系。层次性强调任何一个系统既是若干子系统的组成体，又是一个更大系统的组成部分（子系统）。开放性强调环境与开放系统之间存在信息、能量或物质的动态交流，开放系统的运动可以使系统趋向于有序化和组织化。

根据"一般系统论"的系统思想，在对云南分级康复体系进行优化、重构时，一是需要考虑整体性，建立规范化的分级康复模型，注重每个构成部分在整个体系中功能，并给予发挥其对整体性功能最大化影响的必要条件。二是需要考虑层次性，既要构建云南分级康复体系模型分级系统（子系统）的纵向架构，又要考虑康复医疗与相关医疗体系的运行关系，重视康复医疗与各临床学科的横向综合。三是需要考虑开放性，需明确云南分级康复体系中的信息、能量或物质能够开放流动，如在其他省份及其他现代医学领域之间进行，明确了体系有序化和组织化运行的方向。

（2）"学习圈"理论

"学习圈"理论最早于20世纪80年代被提出，该理论认为学习过程是由4个适应性学习阶段组成的循环链，即具体经验、反思性观察、抽象概念化、主动实践（Kolb，2015），因此被称为"学习圈"。学习圈理论强调集体学习效率高于个体学习，提倡培养发散型、同化型、聚合型和调节型人才，这与康复医疗知识的生产和传播特征十分契合。

利用"学习圈"理论对康复医学从业人员进行规范化培训，根据不同层级康复机构建立一套全疗程的、分阶段的、专业的、系统的、不间断的分级康复培训体系，将有助于提升康复医疗人员的实践经验，改善各级康复医疗机构运行管理效率，最终构建充满活力的、示范性强的、规范化的云南分级医疗康复体系。

2. 构建分级医疗康复规范化体系模型

以"一般系统论"理论模型为指导，根据患者疾病情况各阶段需求构建云南省分级康复体系模型，建设分级康复体系模型组织结构，对云南省康复中心、康复分中心和康复站点进行规范化分级康复硬件建设、人才建设等，形成三级康复规范化、示范性体系结构模型。一是建设两个医疗康复中心，分别以三级综合医院康复医学科、医疗康复专科医院为依托，主要承担三级康复（早期康复）任务，以疾病急性期患者为主，立足开展早期康复治疗，及时向专门的康复分中心转诊患者。二是以区县级二级综合性医院的康复医学科或专科医院的康复医学科为依托，建立规范化医疗康复分中心，主要承担二级康复（中期康复）任务，以疾病治愈或稳定期患者为主，对患者因病丧失的功能评定结果设计康复方案，阻止患者功能进一步丧失，并恢复丧失功能。三是以乡镇级一级综合性医院或社区卫生中心的康复医学科为依托，建立规范化医疗康复站，主要承担一级康复工作，在疾病临床治愈功能恢复和维持阶段，为出院后的患者设计后期康复方案，帮助患者恢复丧失功能、阻止患者功能进一步丧失和维持不可能再进展性恢复的功能（可称极限恢复功能）。通过一级、二级、三级康复体系协同配合，以建成具有较高水准的规范化、示范性医疗康复分级服务体系（图1），提升医疗康复服务水平。

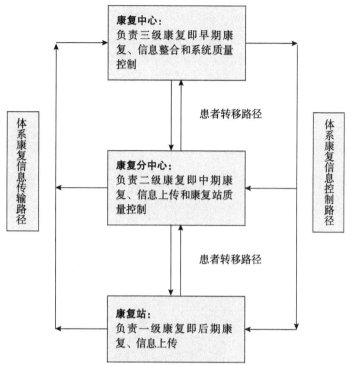

注：康复中心——三级综合医院康复科和康复专科医院；康复分中心——社区卫生中心；康复站——社区卫生服务站和敬老院医务室。

图 1　三级康复体系规范化示范性模型

根据模型建设要求，以 1∶2∶3 的组织结构比例，遴选进入云南省分级医疗康复体系规范化示范性模型的单位，分别是：①云南圣约翰医院康复科和昆明圣约翰康复医院 2 家康复中心；②保山市安利医院康复科、安宁市鼎立医院康复科、禄劝县忠爱医院康复科、石林县中医医院康复科 4 家康复分中心；③保山市板桥中心卫生院康复科、弥勒市虹溪中心卫生院康复科、禄劝县忠爱秀屏医院康复科、丘北县双龙营镇中心卫生院康复科、石林县石林社区卫生中心康复科、昆明市西山区度假片区大坝社区服务站 6 家康复站点。

3. 构建康复分级体系规范化示范性模型建设流程

为了提升云南分级康复体系模型运行质量同质化管理效率，形成分级医疗康复体系规范化完备架构、分级医疗康复体系规范化运行科学管理、分级医疗康复体系规范化人才配备齐全的云南分级医疗康复体系规范化示范性模型，特对构建流程进行操作化处理，构建康复分级体系规范化示范性模型建设流程，如图 2 所示。其具体内容包括：列出需要采集数据清单→对数据清单进行按出处（人事部、医务部、财务部、行政办公室、设备部）分类→将出处归类清单发到出处→各出处按接到的清单提供数据→汇总数据→对数据进行统计处理→对统计结果进行分析。

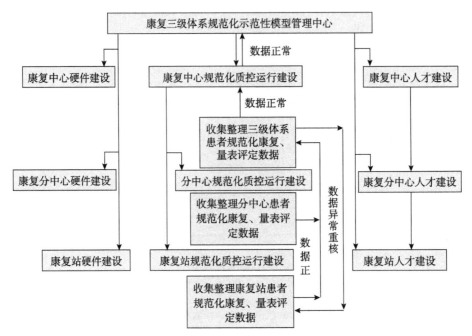

图2 分级医疗康复体系规范化示范性模型建设流程

三、数据收集与发现

（一）数据收集和处理方法

首先，本研究于2016年5月至2017年12月，先后成立"构建云南分级康复体系模型"云南省内专家委员会和中国国内专家委员会，并进行了4次专家咨询，邀请业内权威专家反复讨论云南分级康复体系模型的合理性，并"'构建云南分级康复体系模型'专家组论证标准"。

其次，于2016年10月和2017年6月，对纳入分级康复体系规范化示范性模型（12家单位）的医院管理人员、康复科及相关科室的医务人员等，以小组访谈和关键知情人访谈两种形式进行半结构化访谈，共访谈300人。就这些单位康复工作开展过程的成效、问题及下一步的工作计划等进行收集并整理。访谈内容涵盖：康复与康复医学概念的理解，云南分级康复体系建设的内涵、功能定位，如何进行康复分级管理，康复分级管理的益处（对患者、对医院），医院内部如何建立康复科室与其他科室的合作关系，以及如何建立机构间的合作等。

再次，总结归纳康复医疗实施分级康复工作的问题、困难，并将收集的各级康复机构实施分级康复工作的问题、困难与专家组展开广泛讨论。随后，依据专家意见，设计"分级康复机构硬件设备配置清单及验收考核表""分级康复机构人员配置标准""分级康复机构康复服务能力评价标准"等，严格执行"分级医疗康复体系规范化示范性模型建设流程图"，收集各级单位数据，并运用问卷调查法，设计调查问卷调研在分级康复体系规范化示范性模型实施后各级单位的康复培训效果与康复服务患者满意度。

最后，采用 EXCEL 2003 和 SPSS 15.0 统计软件对所得数据进行统计、单因素方差分析以及配对 t 检验，对各康复机构在纳入云南分级康复体系模型后第一年度和第二年度康复人员的配置情况、医疗机构效益、医院员工效益进行考核和比较。

（二）论证分级医疗康复规范化体系模型准确性

专家组一致认为，云南分级康复体系模型模型设计合理、可操作性强、适合云南省区域性试点实行，同时指出，云南省开展康复医疗工作存在以下现实困境：①云南省部分康复医疗机构存在高配康复技术与低配康复管理体系不匹配的困境；②云南省患者对有效分级康复体系迫切需要与有效服务供给迟缓失衡的困境；③云南省患者迫切需要的分级康复的执行普遍存在脱节的困境；④云南省医疗付费机构和患者对"早期及时准确康复"与"延迟被迫长期康复"费用差距不理解的经济负担困境。鉴于以上困境，专家组建议：一方面，应细化分级康复建设标准，如硬件配置、人员配置、服务范围等。另一方面，需对每家医疗机构开展分级康复工作制订针对性培训计划，并以"学习圈"理论模型为指导，定期对康复三级单位的患者康复管理工作进行标准化培训、督导和总结，以提升各级康复单位的全院职工——尤其康复科医师、护士和技师的现代医疗康复理念与专业技能。

（三）构建分级康复医疗机构建设标准及运行效益评价指标

采纳专家组意见，研究设计了分级康复医疗机构建设标准、分级医疗康复规范化体系示范性模型运行效率评价指标，并对分级医疗康复体系及体系构建单位的各项运行参数进行采集、统计和分析，根据分析结果对三级康复规范化体系模型的结构流程和运行效率进行评价优化。

专家组经过起草讨论、多轮论证及反复修订，最终确定 3 类医疗机构建设标准，分别是：①分级医疗康复机构康复硬件配置标准；②分级医疗康复机构人员配置标准；③分级医疗康复机构服务能力评价标准（康复培训效果、疾病康复服务种类、服务流程、服务满意度）。同时，专家组确定 4 类分级康复医疗机构运行效益评价指标，分别为：①医院医疗康复收入增长率；②医疗康复治疗被接受增长率（人员、设备投入、服务覆盖三方面说明）；③医疗康复部门获投入增长率；④医疗康复部门员工收益增长率。

1. 硬件配置

对纳入云南分级康复体系规范化示范性模型的 2 家康复中心、4 家康复分中心、6 家康复站点规范基本硬件配置，包括治疗室设置和设备配置，具体如表 1、表 2 所示。

表 1 分级康复机构治疗室配置

治疗室名称	康复中心	康复分中心	康复站
运动治疗室	√	√	
作业治疗室	√	√	
言语治疗室	√	√	
评定室	√	√	√
心肺功能训练评定室	√		
传统治疗室	√	√	√
听力训练室	√		
儿童训练区	√		
高压氧治疗室	√		
高级物理因子治疗室	√		
标准物理因子治疗室		√	
初级物理因子治疗室			√

表 2 分级康复机构设配配置

设备名称	康复中心设备数量	康复分中心设备数量	康复站设备数量
PT 床	6 张	1 张	——
电动升降理疗床	1 张	——	——
PT 凳	4 个	2 个	——
移动式平行杆（可调）	1 套	1 套	——
电动起立床	5 台	1 台	——
姿势矫正镜	1 套	1 套	——

设备名称	康复中心设备数量	康复分中心设备数量	康复站设备数量
训练带	1 套	1 套	1 套
系列沙袋	1 套	1 套	1 套
墙式拉力器	1 套	—	—
斜形垫	3 个	—	—
前臂旋转训练器	1 套	—	—
康复训练垫	2 套	—	—
移动式悬吊网架带 PT 床	1 套	1 套	—
肋木（带肩梯）	1 套	1 套	—
股四头肌训练仪	1 台	1 台	—
上肢训练椅	1 台	—	—
髋关节训练椅	1 套	—	—
巴式球（85 cm）	1 个	1 个	—
豪华功率自行车（磁控车）	2 台	1 台	—
上肢手摇车	1 台	—	—
康复专用减重慢跑台	1 台	1 台	—
交互式助行架	1 个	1 个	—
腋、肘、手拐（1）	各 1 对	各 1 对	—
脑瘫儿童姿势矫正椅	2 个	—	—
儿童平衡杆	1 套	—	—
儿童扶梯	1 套	—	—
儿童站立架	2 套	—	—
梯背架	2 个	—	—
儿童木马	2 个	—	—
滑梯	1 套	—	—
A 字架秋千	1 套	—	—
阳光隧道	1 套	—	—
独木桥感统平衡木	1 套	—	—
大陀螺	1 个	—	—
蹦床	1 个	—	—
儿童姿势矫正木箱凳	20 个	—	—
儿童可调式磨砂板及附件	1 套	—	—
吞咽功能刺激仪	1 台	—	—
言语认知卡片	5 套	—	—

续表

设备名称	康复中心设备数量	康复分中心设备数量	康复站设备数量
平衡步道	1套	—	—
儿童平衡触觉板	1套	—	—
羊角球	2个	—	—
花生球	1个	—	—
四肢联动	2台	1台	—
平衡板带扶手	1套	—	—
CPM下肢关节康复器	2台	—	—
系列哑铃	1套	1套18件	1套
四人站立架	1台	1台	—
手功能训练器组合箱	1套	1套	—
OT桌（可调式）	2套	2套	—
橡筋手指运动联系器	1个	1个	—
OT训练组合柜	1个	1个	—
角度尺	1套	1套	—
滚筒	1个	—	—
可调式磨砂板及附件	1套	1套	—
神经肌肉电刺激仪	4台	—	—
中频脉冲电治疗仪	3台	—	—
生物反馈仪	4台	—	—
激光治疗仪	2台	—	—
空气压力波治疗仪	3台	—	—
全胸振荡排痰机	1台	—	—
言语认知康复系统	1台	—	—
上肢康复机器人	1台	—	—
下肢康复机器人	1台	—	—
下肢康复机器人（国产）	1台	—	—
三维步态分析与评估系统	1台	—	—
数字OT评估与训练系统	1台	—	—
上肢运动控制评估与训练系统	1台	—	—
姿势控制训练与评估系统	1台	—	—
虚拟情景互动评估与训练系统	1台	—	—
腊疗机	1台	—	—
运动心肺及气体代谢分析系统	1台	—	—

设备名称	康复中心设备数量	康复分中心设备数量	康复站设备数量
深度吸气肌训练仪	2台	—	—
电子生物反馈	—	1台	—
呼吸训练器三球仪	—	—	1台
电脑中频治疗仪	—	—	2台
超声波治疗仪	—	—	1台
空气波按摩仪	—	—	2台
红外线	—	—	2台

2. 分级康复机构人员配置标准

专家组论证标准为：①三级机构——康复中心从事康复的临床医师6名及以上、从事康复的康复治疗师12名及以上、从事康复的护士10名及以上，临床医师与康复治疗师比要达到1∶2及以上，临床医师与康复护士比要达到1∶2及以上；②二级机构——康复分中心从事康复的临床医师3名及以上、从事康复的康复治疗师6名及以上、从事康复的护士6名及以上，临床医师与康复治疗师比要达到1∶2及以上，临床医师与康复护士比要达到1∶2及以上；③一级机构康复站从事康复的临床医师1名及以上、从事康复的康复治疗师2名及以上、从事康复的护士1名及以上，临床医师与康复治疗师比达到1∶1及以上，临床医师与康复护士比达到1∶1及以上。

3. 分级康复机构康复服务能力的评价标准

分级康复体系中的机构康复服务能力的评价标准由专家组论证得到，分别针对康复中心、康复分中心、康复站点进行评价，包括4个方面：一是康复培训效果评价方面，要求各康复机构的相关人员对康复培训内容满意度、康复认知度明显提升。二是疾病康复服务种类评价方面，要求各级康复机构的服务病种必须含有神经康复，并且康复中心机构的疾病康复服务种类至少要覆盖心脏康复、肺康复、重症康复、脊柱脊髓康复、骨与关节康复、疼痛康复、创面康复、儿童康复及老年康复中的任意5个；康复分中心的疾病康复服务种类至少要覆盖心脏康复、肺康复、脊柱脊髓康复、骨与关节康复、疼痛康复、创面康复、儿童康复及老年康复中的任意3个；疾病康复服务种类至少要覆盖心脏康复、肺康复、脊柱脊髓康复、骨与关节康复、疼痛康复、创面康复、儿童康复及老年康复中的任意2个。三是康复服务流程路径评价方面，要求各康复机构的服务流程按病种执行统一康复路径标准。四是康复服务患者满意度评价方面，要求康复中心的康复服务患者满意度不低于95分；康复分中心的康复服务患者满意度不低于90分；康复站的康复服务患者满意度要不低于85分。

具体到康复培训效果评价方面，研究针对医疗机构人员设计"分级康复体系医疗康复培训满意度问卷"，对2家康复中心、4家康复分中心共180人进行预调研后，采用SPSS统计软件进行分析，采用主成分分析法、KMO样本充分性检验、主成分分析法和协方差分析法，结果显示该量表的同质性信度Cronbach α系数为0.936；折半信度系数为0.906；内容效度指数（Content Validity Index，CVI）为0.912，大于推荐值0.8；结构效度KMO（MSA）值为0.869，超过推荐值0.6，表明问卷设计可靠、有效。

在康复服务患者满意度评价方面，针对患者及家属设计"康复患者及家属满意度问卷"，对2家康复中心、4家康复分中心共600人进行预调查后，采用主成分分析法、KMO样本充分性检验、主成分分析法和协方差分析法，结果显示该量表的同质性信度Cronbach α系数为0.972；折半信度系数为0.905；内容效度指数为0.903，大于推荐值0.8；结构效度KMO（MSA）值为0.907，超过推荐值0.6，表明该问卷设计可靠、有效。

（四）分级康复机构建设达标情况

1. 分级康复机构服务硬件配置和人员配置标准达标率

根据"构建云南分级康复体系模型"专家组多次论证后的最终意见要求，以是否达到实现患者阶段性康复规范化治疗目的为准则，对参与体系构建的各级康复机构（康复中心、康复分中心、康复站点）标准建设（标准化硬件配置、标准化人员配置）进行考核验收，发现本案例中调查的2家康复中心、4家康复分中心和6家康复站点的硬件配置达标率为100%；康复机构康复人员配置达标率为100%，在从事康复医生人数、康复治疗师人数、从事康复护士人数、从事康复医生人数与康复治疗师人数比、从事康复医生人数与从事康复护士人数比5个方面均达到专家组论证标准。

2. 分级康复机构服务能力评价标准达标率

对参与体系构建的各级康复机构（康复中心、康复分中心、康复站点）的标准化康复服务进行验收，发现参与云南省三级康复服务体系的12家单位的服务能力评价标准达标率为100%。具体如下：一是采用"分级康复体系医疗康复培训满意度问卷"对云南分级康复体系12家单位参与康复培训的相关人员共300人进行调查，发现第二年度，各级康复医疗机构的医务人员接受康复培训后，康复认知度单项得分大幅提升50%以上，医疗机构目标正从关注单纯医疗结果向以医疗为基础注重患者功能恢复的康复治疗、研究和拓展的医康一体化转变。二是12家单位的疾病康复服务种类均达到标准。各单位服务病种情况如表3所示。三是12家康复医疗机构康复服务流程全面执行按病种统一康复路径标准。四是采用"康复患者及家属满意度问卷"对云南分级康复体系12家单位康复患者及家属共900人进行调查，发现12家康复医疗机构康复服务患者及家属满意度达标率为100%，其中2家康复中心的康复服务患者及家属满意度不低于95分，4家康复分中心的康复服务患者及家属满意度不低于90分，6家康复站的康复服务患者及家属满意度不低于85分。

表3　分级康复医疗机构疾病康复服务病种情况

康复分级	康复医疗机构名称	疾病康复服务病种数量/个	疾病康复服务病种
康复中心	云南圣约翰医院	7	心脏康复、肺康复、重症康复、脊柱脊髓康复、骨与关节康复、疼痛康复、神经康复
	昆明圣约翰康复医院	10	心脏康复、肺康复、重症康复、脊柱脊髓康复、骨与关节康复、疼痛康复、创面康复、儿童康复、老年康复、神经康复
康复分中心	保山市安利医院康复科	5	脊柱脊髓康复、骨与关节康复、老年疾病康复、儿童康复、神经康复
	安宁市鼎立医院康复科	5	脊柱脊髓康复、骨与关节康复、疼痛康复、儿童康复、神经康复
	禄劝县忠爱医院康复科	5	脊柱脊髓康复、骨与关节康复、老年疾病康复及疼痛康复、神经康复
	石林县中医医院康复科	5	脊柱脊髓康复、骨与关节康复、老年疾病康复、疼痛康复、神经康复
康复站	保山市板桥中心卫生院康复科	3	关节康复、疼痛康复、神经康复
	弥勒市虹溪中心卫生院康复科	3	骨与关节康复、老年康复、神经康复
	禄劝县忠爱秀屏医院康复科	4	脊柱脊髓康复、骨与关节康复、疼痛康复、神经康复
	丘北县双龙营镇中心卫生院康复科	3	疼痛康复及老年康复、神经康复
康复站	石林县石林社区卫生中心康复科	3	骨与关节康复及老年康复、神经康复
	昆明市西山区度假片区大坝社区服务站	3	疼痛康复、老年康复、神经康复

3. 康复医疗机构效益评价

将康复中心、康复分中心、康复站点分级各医疗康复机构纳入云南分级康复体系模型构建后，各医疗康复机构门诊康复人数、住院康复人数和康复收入两个年度都有明显增长，很多单位的两个年度各项增长率均超过10%，有的甚至达到125%的增长，具体如表4、表5所示。这也为医疗机构提供了持续发展康复事业和坚持以医学康复一体化理念经营医疗机构的动力。

4. 康复部门员工效益评价

将康复中心、康复分中心、康复站点分级各医疗康复机构纳入云南分级康复体系模型构建后，各医疗康复机构从事康复的医生、康复治疗师和康复护士收入两个年度都有较大幅度增长，很多单位的两个年度各类人员收入增长率均超过20%，有的甚至达到90%的增长，具体如表6、表7所示。

表4　云南分级康复体系模型康复医疗机构效益对比评价表（中心与分中心）

人数单位：人　收入单位：万元

年度	中心1			中心2			分中心1			分中心2			分中心3			分中心4		
	住院人数	门诊人数	总收入	住院人数	门诊人数	总收入	住院人数	门诊人数	总收入	住院人数	门诊人数	总收入	住院人数	门诊人数	总收入	住院人数	门诊人数	总收入
入模型前	0	0	0	0	0	0	0	0	0	0	0	0	200	800	320	260	500	295
第一年度	1253	7775	1312	599	1246	770	1020	2300	409.8	980	1500	350	1500	4300	680	1820	995	628
第二年度	1309	7904	1448	888	1503	1143	1610	2500	576.2	1100	1800	420	1600	4500	700	2454	1279	822
P	0.004			< 0.001			< 0.001			0.466			0.839			0.643		
χ^2	10.999			126.797			60.828			1.528			0.35			0.882		
增长率（％）	4.5	1.7	10.4	48.2	20.6	48.4	57.8	8.7	40.6	12.2	20	20	6.7	4.7	2.9	34.8	28.5	30.9

　　注：中心1为云南圣约翰医院，中心2为昆明圣约翰康复医院；分中心1为禄劝县忠爱医院康复科，分中心2为石林县中医医院康复科，分中心3为保山市安利医院康复科，分中心4为安宁市鼎立医院康复科。

表5　云南分级康复体系模型康复医疗机构效益对比评价表（站点）

人数单位：人　收入单位：万元

年度	站点1			站点2			站点3			站点4			站点5			站点6		
	住院人数	门诊人数	总收入	住院人数	门诊人数	总收入	住院人数	门诊人数	总收入	住院人数	门诊人数	总收入	住院人数	门诊人数	总收入	住院人数	门诊人数	总收入
入模型前	0	0	0	0	0	0	0	0	0	0	0	0	0	0	0	0	0	0
第一年度	264	1600	48	0	1600	52	0	200	5	102	430	12	161	200	20	204	2254	77
第二年度	419	2600	91	0	3600	86	0	1090	32	114	771	20	305	400	40	427	4254	110
P	0.658			0.083			0.741			0.006			0.914			0.081		
χ^2	0.837			3.005			0.109			10.18			0.18			5.015		
增长率（%）	58.7	62.5	89.6	0	125	65.4	0	445	54	11.8	79.3	66.7	89.4	100	100	109.3	88.7	42.9

注：站点1为保山市板桥中心卫生院康复科，站点2为弥勒市虹溪中心卫生院康复科，站点3为禄劝县忠爱秀屏医院康复科，站点4为丘北县双龙营镇中心卫生院康复科，站点5为石林县石林社区卫生中心康复科，站点6为昆明市西山区度假片区大坝社区服务站。

表6　云南分级康复体系模型康复部门员工效益对比评价表（中心与分中心）

年度	中心1			中心2			分中心1			分中心2			分中心3			分中心4		
	医师	治疗师	护士	医师	治疗师	护士	医师	技师	护士	医师	技师	护士	医师	技师	护士	医师	技师	护士
入模型前	0	0	0	0	0	0	0	0	0	0	0	0	2500	1700	1400	2600	1600	1500
第一年度	4500	3000	2200	5500	3500	2300	2800	1800	1800	2000	1800	1700	2900	1900	1600	3000	2000	1800
第二年度	6500	4000	2800	8500	4600	3000	4000	2800	2500	3600	2500	2200	5000	3500	2600	4500	3000	2500
P	<0.001			<0.001			0.021			<0.001			0.013			0.1		
增长率（%）	44.4	33.3	27.3	54.5	31.4	30.4	42.3	55.6	38.9	80	38.9	29.4	72.4	84.2	62.5	50	50	66.7

注：中心1为云南圣约翰医院，中心2为昆明圣约翰康复医院；分中心1为禄劝县忠爱医院康复科，分中心2为石林县中医医院康复科，分中心3为保山市安利医院康复科，分中心4为安宁市鼎立医院康复科。

表 7　云南分级康复体系模型康复部门员工效益对比评价表（站点）

年度	站点 1			站点 2			站点 3			站点 4			站点 5			站点 6		
	医师	技师	护士	医师	技师	护士	医师	技师	护士	医师	技师	护士	医师	技师	护士	医师	技师	护士
入模型前	0	0	0	0	0	0	0	0	0	0	0	0	0	0	0	0	0	0
第一年度	2000	1800	1700	2000	1800	1700	2000	1800	1700	2000	1800	1700	2000	1800	1700	2000	1800	1700
第二年度	3500	2400	2000	3300	2200	2000	3400	2600	2100	3400	2700	2200	3500	2700	2400	3800	2800	2500
P	< 0.001			< 0.001			< 0.001			< 0.001			< 0.001			< 0.001		
增长率（%）	75	33.3	17.6	65	22.2	17.6	70	44.4	23.5	70	50	29.4	75	50	41.2	90	55.6	47.1

注：站点 1 为保山市板桥中心卫生院康复科，站点 2 为弥勒市虹溪中心卫生院康复科，站点 3 为禄劝县忠爱秀屏医院康复科，站点 4 为丘北县双龙营镇中心卫生院康复科，站点 5 为石林县石林社区卫生中心康复科，站点 6 为昆明市西山区度假片区大坝社区服务站。

四、讨论

本研究在"一般系统论"理论和"学习圈"理论的指导下，探索适合云南本土的、规范化的、示范性的分级康复服务模式，并设计分级康复医疗机构建设标准和运行效益评价方式，分析云南省分级康复体系模型可行性与实施成效。研究发现，参建云南分级康复体系模型的各单位性质存在差异，包括国有企业、民营股份制企业和民营非企业单位，各级机构的康复资源配置也存在差异。但是，参加医疗机构没有因为单位性质和资源配置差异出现偏离构建目标的情况。

从研究结果达标情况看，各单位均达到了"构建云南分级康复体系模型"专家组论证标准，这可能是由于"一般系统论"理论和"学习圈"理论为分级医疗康复规范化体系示范性模型推广提供了可靠的理论基础，特别是"一般系统论"的开放性原则为参建分级康复体系各医疗机构之间进行同级横向比较提供了依据，能够迅速直观地反映出机构间差距及问题所在，为解决问题达到同质化提供了客观提升空间。此外，经过多次专家论证的"构建云南分级康复体系模型"专家组论证标准为督导和同质化规范"云南分级康复体系模型"构建提供了可见性目标和方向，保障了"云南分级康复体系模型"被成功构建。由此可见，云南分级康复体系模型构建的专家组论证标准、过程及结果可以为区域性康复体系快速规范化构建提供科学的借鉴依据。

值得注意的是，云南分级康复体系模型是一种全新的探索性医疗康复模式，检验一种新的医疗模式是否能得到接受并推广发展，需要考虑相关利益方对这种模式的接受意愿，利益方包括：①资金方，即为医疗模式服务提供资金支付的政府和患者；②医疗服务需方，即患者；③医疗服务提供方，即为医疗模式服务提供支撑的医疗机构、直接提供服务的医务人员和间接提供服务的相关保障人员。上等医疗模式是三方利益都得到提升并意愿接受模式开展，中等医疗模式是三方中任意两方利益都得到提升并意愿接受模式开展，下等医疗模式是三方中只有任意一方利益都得到提升并意愿接受模式开展，劣等医疗模式是三方中任意一方利益都感到受损并试图改变模式开展。分析显示，云南分级康复体系模型的构建结果达到了使政府、患者、医疗机构及其员工三个利益方均满意的预期目标，达到了上等医疗模式水平，具有很好的推广价值。具体如下。

对于政府而言，推行云南分级医疗康复规范化的示范性模型，有助于减少社会资源的消耗，并增加社会效益。分级康复体系机构可对患者进行全疗程的、分阶段的、专业的、系统的、不间断的康复，使全病程大大缩短、功能恢复加快，避免了过度使用医疗方法及不专业的康复计划而导致病程加长、功能恢复延期的可能，从而能够有效避免社会医疗资源被过度的、低效的长病程医疗行为浪费，也能够释放出大量陪护劳动力，减少可动员劳动力资源的消耗。患者及陪护人员早日回归社会，可动员劳动力资源进入社会，可以间接增加社会效益，可以提高政府医疗政策的满意度。

对于需方而言，云南分级康复体系模型构建可为患者带来全疗程的、分阶段的、专业的、系统的、不间断的分级康复体验，为患者带来病痛短程解除、自然全病程支付减少和劳动力再次恢复创造、收益增加等利益获得感。在分级康复机构康复服务能力达标情况中，患者康复服务满意度在两个年度持续提升，究其原因，一方面，在分级康复体系作用下，患者丧失功能的患病痛苦感受大幅度减轻，可以快速、完好、省时、省钱地回归社会和家庭，动员自身已恢复的劳动力创造有形收益和无形收益。另一方面，有序化、组织化的陪护优化明显减少了家属陪护成本。在"一般系统论"理论的系统层次性、统一性、整体性、同构性、关联性指导作用的影响下，分级康复体系模型更强调专业康复与陪护，以及优化后的医疗康复患者一对多的陪护统筹，释放了一对一陪护及家属陪护，明显减少了陪护成本，节约了家属陪护资源，减少了家属脱离社会后直接损失社会效益和自身收益的机会。

对于供方而言，一方面，参建云南分级康复体系的各级医疗机构（参建单位），在"一般系统论"理论和"学习圈"理论的双重作用下，全面推进康复治疗、康复科研和康复发展研究，逐渐发展成具备医学康复一体化医疗水平的医疗机构。另一方面，参建单位在体系构建中逐渐赢得了真实效益收益。从研究结果可以看出，很多单位的两个年度门诊人次、住院人次和康复服务总收入各项增长率均超过10%，有的甚至达到125%的增长，所增加的带来收益的服务内容和人才服务量也为各级康复医疗机构提供了持续发展康复事业和坚持以医学康复一体化理念经营医疗机构的动力。此外，云南分级康复体系模型构建拓宽了医务人员的职业发展空间，增加了参建医疗机构员工的经济收入，并使相关人员获得了较高的成就感。调查结果显示，参建单位从事康复的医生、康复治疗师和康复护士收入两个年度都有较大幅度增长，很多单位的两个年度各类人员收入增长率均超过20%，有的甚至达到90%的增长。同时，"云南分级康复体系模型"实施中运用"学习圈"理论进行康复循环培训，推动云南医疗康复提供者的康复理念从"重临床、轻康复"向"临床医疗与医疗康复并重"转变，由"单纯关注医疗结果"向"医康一体化"转变，有助于改善医疗氛围，形成患者、家属与医护人员的良性互动。

总体而言，云南分级康复体系模型构建过程中运用的"一般系统论"理论模型、"学习圈"理论模型是合适的、恰当的、具有推广和借鉴价值的；云南分级康复体系模型构建结果达到了使政府、群众（患者）、医疗机构及其员工三个利益方均满意的预期目标，所以达到了上等医疗模式水平；经多次专家论证的"构建云南分级康复体系模型"专家组论证标准为督导和同质化规范"云南分级康复体系模型"构建提供了可见性目标和方向，保障了"云南分级康复体系模型"被成功构建，有很好的推广价值。由此可见，云南分级康复体系模型构建的专家组论证标准、过程及结果可以为区域性康复体系快速规范化构建提供科学的借鉴依据。

本研究也存在一定的局限性和不足。"云南分级康复体系模型"医康一体化医疗模式虽然考虑到很多因素，但毕竟模型覆盖面不够广泛，存在一定的未知开展难度和需要完善解决的问题。专家组论证标准是从目前无康复到有康复的情况制定的，对升级性康复建设有一定局限性。模型构建过程是在政府具体执行部门不知如何支持下进行的，构建中所遇到的困难有一定的时限性。构建结果虽然涵盖公立和非公立两种医疗机构，但两者没有独立进行统计，在对具体的不同属性的医疗机构进行指导时可能面临较多调整的局限性。在构建模型时着重强调对医疗机构人员运用"学习圈"理论进行培训，对政府相关人员和患者的康复理念培训重视不够，对医疗机构开展医疗康复时存在困难估计不足的问题。

参考文献

［1］BERTALANFFY L V，HOFKIRCHNER W，ROUSSEAU D. General system theory：foundations，development，applications［M］. Revised edition. New York：George Braziller，Inc，2015.

［2］BOURDIN G，BARBIER J，BURLE J F，et al. The feasibility of early physical activity in intensive care unit patients：a prospective observational one-center study［J］. Respiratory Care，2010，55（4）：400-407.

［3］KOLB D. Experiential learning：experience as the source of learning and development second edition［M］. New Jersey：Pearson FT Press，2015.

［4］LIN S C，CHENG S J，SHIH S C，et al. The Past，Present，and Future of Discharge Planning in Taiwan［J］. International Journal of Gerontology，2013，7：65-69.

［5］Office of the Chief Psychiatrist. Chief Psychiatrists Guideline：Discharge Planning for Adult Community Mental Health Services［EB/OL］.［2023-06-25］.http：//www.health.vic.gov.au/sites/default/files/migrated/files/collections/policies-and-guidelines/c/chief-psychiatrist-discharge-planning-pdf.pdf.

［6］窦蕾，周萍，李晨，等. 上海市康复医院康复资源与服务开展情况调查研究［J］. 中国康复医学杂志，2017，32（1）：90-93.

［7］国家卫健委医政医管局. 关于印发加快推进康复医疗工作发展意见的通知［EB/OL］.（2021-06-16）［2023-06-25］. http：//www.nhc.gov.cn/yzygj/s7653pd/202106/c1053bb207f94415aeb8f393b8716b8e.shtml.

［8］国家卫生和计划生育委员会. 卫生部办公厅关于开展建立完善康复医疗服务体系试点工作的通知［EB/OL］.（2011-09-02）［2023-06-25］. http：//www.nhc.gov.cn/zwgkzt/wsbysj/201109/52825.shtml.

［9］国家卫生健康委办公厅. 关于开展康复医疗服务试点工作的通知［EB/OL］.（2021-10-27）［2023-06-25］.http：//www.nhc.gov.cn/yzygj/s7653pd/202110/9af02fe668e74aa3a0271e425ef0ea58.shtml.

［10］凌亢，李泽慧，孙友然，等. 中国残疾人事业发展报告（2021）［M］. 北京：社会科学文献出版社，2021.

［11］尹新，董可男，孟群. 互联网＋康复医疗的新模式探究［J］. 中国卫生信息管理杂志，2016，13（2）：115-118.

［12］张娜，张元鸣飞，刘京宇，等. 国家康复医学专业医疗服务与质量安全报告（2019年）［J］. 中华物理医学与康复杂志，2020，42（12）：1146-1152.

［13］中华人民共和国中央人民政府. "健康中国2030"规划纲要［EB/OL］.（2016-10-25）［2023-06-25］. http：//www.gov.cn/zhengce/2016-10/25/content_5124174.htm.

专科互联网医疗服务拓展模式评价：患者感知价值视角 *

张哲民 [①]　Bráulio Alexandre Barreira Alturas [②]　石曾萍 [③]

① 张哲民，上海市肺科医院

② Bráulio Alexandre Barreira Alturas，葡萄牙里斯本大学学院副教授

③ 石曾萍，南方医科大学卫生管理学院硕士生

摘要：中国医疗资源配置不均衡，高度集中于大城市。在国家推进"互联网＋医疗健康"的大背景下，医疗机构应用互联网等信息技术拓展医疗服务空间和内容，但异地患者通过远程平台自主选择就医的途径尚不通畅。本文以上海市肺科医院为例，描述其为解决患者异地就医困境所建立的专科互联网医疗服务拓展模式，并设计异地患者感知价值的指标体系，考察异地患者远程就诊的主要需要。同时，基于协同理论、马斯洛需求层次理论、顾客感知价值理论和技术接受模型，构建异地患者专科互联网就医服务感知价值满意度模型，分析上海市肺科医院异地患者专科互联网医疗服务拓展模式实施成效，并运用结构方程模型验证模型中各变量的路径关系，提出专科联盟推进"互联网＋医疗健康"模式的对策与建议，为政府制定相关政策和提升异地患者就医自主选择权提供参考。

关键词：异地患者；感知价值；专科联盟；互联网＋医疗健康

Thesis Title：Evaluation of the Expansion Mode of Online Medical Services for Specialties：A Patient Perceived Value Perspective

Abstract：The allocation of medical resources in China is uneven and highly concentrated in

---

* 张哲民为南方医科大学与葡萄牙里斯本大学学院联合公共卫生政策与管理 2018 级博士；Bráulio Alexandre Barreira Alturas 为该论文的指导教授。

urban areas. In the context of "Internet + medical health", medical institutions draw support from the Internet and other information technologies to expand the space and content of medical services. However, the system is still not accessible for patients in different cities to have a diagnosis on remote platforms. This study accounts for the expansion model of specialized Internet medical services set up by Shanghai Pulmonary Hospital to address the difficulties of patients seeking medical treatment in different cities and designed an index system to measure the perceived value of patients in diverse locations aiming at finding out their needs concerning the expansion of the model. According to the synergy theory, Maslow's hierarchy of needs, customer perception theory and technology acceptance, the perceived value satisfaction model of Internet medical service for patients in different cities was constructed to analyze the implementation effect of the expansion model of Internet medical service in Shanghai Pulmonary Hospital. Moreover, this study adopted structural equation modelling to verify the relationships among variables in the conceptual model. Countermeasures and suggestions for promoting the "Internet + medical health" model in the case of specialist alliances are put forward, providing a reference for the government to formulate policies and increase choices of medical treatment for patients in different cities.

Keywords: patients in different cities, perceived value, specialist alliance, Internet plus medical health

一、引言

受经济发展、医疗政策、财政投资重点、医疗费用、城乡居民需求和收入等因素的综合影响，中国优质医疗资源总量不足，城乡区域配置不均衡。大城市部分三级甲等医院经常出现人满为患、患者不能及时登记住院、病床数量无法满足实际需求等问题，欠发达地区医院则与之相反（Kong et al., 2019），患者异地就医（患者居住地和工作场所以外的地方）行为普遍发生。第七次人口普查数据显示，我国流动人口高达 3.76 亿人（国家统计局，2021）。然而，由于我国长期存在的户籍制度和医疗保险属地化管理模式，大规模流动人口异地就医存在诸多不便，难以快捷方便地获取优质医疗服务。此外，在新型冠状病毒感染疫情暴发后，我国卫生行政部门和城市三级医院建议尽量减少跨区域患者就诊，以避免因人员流动造成疾病传染。

在互联网和新媒介技术发展的推动下，整合全国医疗卫生资源和创新远程医疗服务模式成为解决医疗资源供需失衡的重要方式。2015 年 7 月，国务院印发的《关于积极推进"互联网 +"行动的指导意见》指出，要发展基于互联网的医疗卫生服务，推广在线医疗卫生新模式。中国在《互联网医院管理办法（试行）》中特别鼓励具有明显特色的三级医院通过互联网建立与偏远医疗机构、基层医疗卫生机构的全科医生和专科医生的数据资源共享和医疗合作，促进优质医疗资源辐射下沉。2018 年，国务院办公厅印发《关于促进"互联网 + 医疗健康"发展的意见》，鼓励医疗机构应用互联网等信息技术拓展医疗服务空间和内容，构建覆盖诊前、诊中、诊后的线上线下一体化医疗服务模式。2020 年，我国出台《关于印发医疗联合体管理办法（试行）的通知》，鼓励业务能力出众的医院组建专科医疗联盟以及远程医疗协作模式，通过区域医疗资源共享、医疗信息互联引导患者合理就医，打破异地就医困境。

根据运营主体及模式的不同，目前中国"互联网 + 医疗"主要有互联网远程会诊和互联网医院两种模式。互联网远程会诊注重解决疑难和危重病例的医疗问题，由基层医院向上级医院发起会诊请求，患者难以自主择医。互联网医院关注患者的就医便利，满足患者对就诊医院的依赖感，主要解决患者复诊、开药等就医问题。将互联网远程会诊与互联网医院结合起来，解决异地患者就医困境仍然任重道远。

以专科联盟间的远程医疗服务为例，当前的专科联盟互联网医疗服务模式难以充分发挥效用，主要体现在异地患者通过远程平台自主选择就医的途径尚不通畅，专科联盟之间的互联网服务模式仅限于会诊专家对基层医生进行远程病历咨询和指导，不能直接为患者服务，无法实现专家与患者之间的直接预约和就医需求，大大降低了医疗服务效率与水平。此外，在综合医院与专科医院数量相当的情况下，专科医院参与远程诊疗的医师数量更多，其互联网诊疗的服务人次数和药品配送例数远远超过综合医院，但只有当专科医院的医患双方都愿意使用远程医疗时，专科医院互联网医疗服务才会发挥作用。在互联网远程会诊实施过程中，医患双方对远程医疗的接受度各有差异。部分医生认为请求远程医疗是对自己能力的否定，并对患者的医疗过程起主导作用；很大一部分患者对远程医疗不了解，不知如何申请，也无意愿尝试，而是更愿意到专科特色突出的医院就诊，甚至选择跨区域就医。

以患者为中心的管理和经营理念应被视为未来医院建设和发展战略的主流趋势。早在 2016 年，国家就确定了"健康中国"战略。2019 年，国务院印发的《关于实施健康中国行动的意见》提出，加快推动卫生健康工作理念、服务方式从以治病为中心转变为以人民健康为中心。2020 年，我国印发《关于深入推进"互联网 + 医疗健康""五个一"服务行动的通知》，明确提出要"以患者为中心"，优化智慧医疗服务流程，强调医疗机构要坚持线上线下一体融合，充分运用互联网、大数据等信息技术拓宽服务空间和内容，积极为患者提供在线便捷高效服务、随访管理和远程指导。因此，专科联盟互联网医疗服务平台的设计应契合远程医疗就医流程特征，关注患者的感知价值需求，如生理需求、情感需求等，不应仅仅停留在自选医生、在线问医等功能层面，而应让患者信任新型互联网医疗服务模式，在服务过程中向患者传递价值。在不断变化、充满挑战、竞争日趋激烈的医疗服务市场，很多医疗机构都试图运用流程化管理的理念来改善服务和管理，不断提升医疗服务的质量和效率，降低医疗服务的成本，以满足医患双方的需要（Sikka et al.，2021；Yao et al.，2022），从而建立和保持竞争优势。

国内对专科联盟互联网医疗服务的研究比较分散，主要目标是发挥专科联盟 + 互联网优势，以突破医疗资源供需矛盾瓶颈问题研究，集中运用定性的方法探究远程医疗发展问题，如远程医疗标准化体系不健全、医患双方信任程度低以及医疗法律法规责任难认定等问题，并提出法律、政策、收费、运行模式、成本效益等方面的对策建议（林辉 等，2017）。已有对异地患者互联网就医服务感知价值构成要素的研究，但尚未形成公认的理论和操作框架，难以从患者角度实证评价专科互联网医疗服务业务流程管理效果。

此外，当前许多医院尝试以患者为中心，对互联网医疗服务流程管理进行优化，但这些探索的实施效果不一。总体来看，已有研究对有特色、实施成效良好的专科联盟互联网医疗服务典型模式的挖掘与整理尚存不足，在评价专科联盟互联网医疗服务效果时，仍然缺乏一套科学的评价指标体系，难以综合考虑患者感知价值、院际协同等因素。同时，已有研究对远程医疗实施效果集中在评估诊断准确性、成本与效益和患者满意度等，很少有研究评估远程医疗的组织影响，包括影响患者与医生对远程医疗技术的使用态度和接受程度（祖潇然 等，2021）。那么，影响患者选择远程医疗的感知价值和满意度的技术因素有哪些？专科联盟医院之间的合作在多大程度上影响患者选择远程医疗的感知价值和满意度？对这些问题的回答有助于我们更好地理解和审视患者异地就医行为，并优化专科互联网医疗服务流程，以解决医疗资源供需不平衡的困境。

二、研究理论与研究设计

（一）理论基础

1. 协同理论

协同理论由德国物理学家哈肯于 1970 年提出，是研究协同系统从无序状态到有序状态的演化规律的一门综合学科。协同论认为，虽然不同的系统具有不同的属性，但它们在整个环境中具有相互影响和合作的关系。如果将公立医院集团视为一个系统，则系统内部的协同作用依赖于各子系统，即各子医疗机构之间相互合作，协调资源，创造核心竞争力。

2. 马斯洛需求层次理论与顾客价值理论

马斯洛需求层次理论由马斯洛于 1943 年提出，其基本内容是将人的需求从低到高分为 5 种：生存、安全、社交、尊重和爱、自我价值（Maslow，1943）。结合马斯洛需求层次理论，顾客的需求层次不同，顾客对同一产品或服务的感知价值（利得—利失）也不同，即顾客的需求层次不同，顾客的价值也不同。Zaithaml 从顾客的角度提出感知价值（Customer Perceived Value，CPV），他将 CPV 定义为顾客对感知到的利得与获得产品或服务的成本相权衡后，对产品或服务效用的整体评价（Zeithaml，1988）。之后，感知价值延伸至医疗服务中，形成患者感知价值的概念。患者感知价值是指患者在就医过程中，对医疗服务的期望与医疗效果之间的差异，即利得与利失的差异值。结合马斯洛需求层次理论，患者感知价值也包含多个维度。

3. 技术接受模型（TAM）

为了考察外部因素对态度和意图等的影响，Davis 等于 1986 年提出技术接受模型（Technology Acceptance Model，TAM），该模型被誉为信息技术接受研究领域中影响最大、最优秀、最稳健、最精简和易懂的理论模型之一（Al-Emran et al.，2021）。TAM 模型认为行为意向决定使用行为，而行为意向是由用户态度和感知有用性共同决定的，并认为外部变量通过影响感知有用性和感知易用性最终影响个体的决策行为（Davis et al.，1989）。同时，技术接受模型引入了两个独立的信念变量：①感知有用性（Perceived Usefulness，PU），个人认为使用特定的技术提高工作绩效的程度；②感知易用性（Perceived Ease of Use，PEOU），个人认为使用特定的技术的容易程度。该理论强调认知有用性比认知易用性的影响力更强烈，个体对新技术产品的认知有用性不仅对使用态度产生影响，还将直接影响个体的行为意图（Gao，2010）。

（二）研究设计

研究以异地患者专科医疗就诊问题为出发点，梳理异地患者的就医需求，运用德尔菲法确定异地患者就医感知价值指标评价体系，并结合协同理论、马斯洛需求层次理论、顾客价值理论和技术接受模型，建立异地患者互联网就诊感知价值满意度模型，运用问卷调查法，对上海市肺科医院应用新型互联网就诊流程信息平台前后，异地患者就医服务感知价值、满意度水平进行调查，以评估互联网医疗服务拓展模式的实施成效。

三、案例展示——上海市肺科医院变革过程

（一）上海市肺科医院介绍

上海是中国医疗资源最丰富、医疗技术最先进的城市之一，承担着上海和其他省市居民的医疗服务需求。国家卫生健康委员会发布的《2021年国家医疗服务和质量安全报告》显示，2021年三级医院收治的省外就医患者中，流入排名第一的省（自治区、直辖市）为上海市，占全国三级医院收治省外就医患者的23.19%，在上海三级医院收治的住院患者中，38.26%为非上海常住居民。（国家卫生健康委员会，2022）。然而上海一些三级甲等医院经常出现患者长时间挂不到号的情况，导致异地就医患者就医困难。

上海市肺科医院是一家典型的集医疗、教学与科研功能于一体的现代化三级甲等专科医院，其门诊和住院业务量以年均12%左右的比例增长，异地就医人数占60%以上。在传统的异地患者到上海市肺科医院就医流程中，一部分患者在当地医院经过诊断或治疗后转来上海市肺科医院，另一部分患者在当地发现疾病即赶来上海市肺科医院门诊就医或住院，并没有经过分级转诊。由于患者自主择医的意愿非常强烈，患者往往要等较长的时间预约到上海市肺科医院的专科专家门诊，且花费成本较大，也给上海市肺科医院带来业务运作压力。

（二）上海市肺科医院探索专科联盟互联网服务拓展新模式

为了解决异地患者就医困境，2018年，上海市肺科医院按照"构建优质高效的医疗服务体系"的要求，与国内相关专科医院组建"上海市肺科医院专科联盟"（Shanghai Pulmonary Hospital Specialist Alliance，SPHSA），以高水平的技术、学科和人力资源为基础，以专业为核心，以信息技术为支撑，致力于提高危重疾病医疗救治水平。虽然建立了专科联盟，但在传统诊疗模式中，异地患者接受上海市肺科医院专家会诊治疗的流程仍较为烦琐，异地患者需要在当地接受上海市肺科医院专家会诊，由当地

医院确定上海市肺科医院专家的会诊时间。针对需要手术的患者，往往由当地医生确定手术时间，患者术前难以同上海市肺科医院专家进行面对面的沟通，也不能选择进行手术的专家；手术当天由上海市肺科医院专家和当地医院的医生配合完成手术；术后上海市肺科医院的专家离开当地，由当地医院的医生随访，无法体现上海市肺科医院专家治疗技术的延续。

2018 年，上海市肺科医院开始探索以异地患者为中心的专科联盟互联网服务拓展新模式，对专科互联网就医流程再造。本案例依据 IE 程序分析法，对上海市肺科医院就诊流程进行诊断和分析，改造后的异地患者就医流程如图 1 所示。

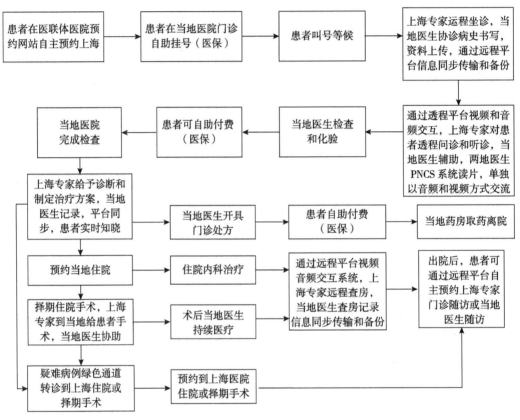

图 1　上海市肺科医院专科互联网医疗服务拓展模式就医流程

一方面，上海市肺科医院重新建构异地患者就医与专家会诊治疗流程，异地患者可通过联盟医院的门诊信息系统完成自主预约，实现"人在异地、自主择医"，并享受到上海市肺科医院实地就诊的同质化就医服务，即挂号、门诊、检查在当地。另一方面，专科联盟接诊医生和上海市肺科医院专家同时远程接诊患者，同步获取患者的影像等资料，共同完成病案书写、检查诊断和治疗方案的制订，实现上海市肺科医院内科专家足不出户就能进行远程门诊和查房，当地医院接诊医生通过远程医疗做好手术患者的筛选，择期安排手术；手术后，上海市肺科医院的专家可以通过远程医疗系统，追踪患者的恢复情况，且与当地医院医生共同查房，让患者产生很好的体验。

在专科互联网医疗服务拓展新模式下，医疗服务供需双方沟通更为畅通，有利于促进"以患者健康为中心"切实落地。目前，上海市肺科医院正在"上海市肺科医院专科联盟"的基础上建立长三角肺科专科联盟，旨在深度整合长三角地区呼吸系统疾病的临床和研究转化资源，快速推进肺部疾病医疗服务一体化，推动联盟医院的医疗、科研、教育、管理的高质量、同质化发展，打造长三角健康呼吸共同体。就专科联盟发展程度、实施成效而言，上海市肺科医院已成为推动专科联盟互联网医疗服务良性发展的典型范例。然而，上海市肺科医院打造的专科联盟互联网就医服务模式发展并非一帆风顺，流程优化过程也存在各种曲折，这表明上海市肺科医院建设专科联盟互联网医疗服务模式的实践具备复杂性、典型性，其经验具有良好的示范效应。

综合以上的案例介绍，本研究将在前人研究的基础上，构建异地患者互联网就诊感知价值指标体系，综合考虑患者感知价值、感知协同力、感知有用性、感知易用性对异地患者专科互联网就医服务满意度进行实证调查，探究上海市肺科医院专科联盟互联网医疗服务拓展模式实施效果如何。该案例分析结果或可对其他专科医院提供可推广的、可复制的、可持续发展的远程合作诊疗模式，有效引导患者属地就医，从而提升医疗效率、改善供需关系。

四、数据收集与发现

（一）数据收集及处理方法

1. 文献研究法

在梳理前人文献的基础上，基于马斯洛需求层次理论和顾客价值理论，围绕自我价值需求、尊重和爱的需求、社交需求、安全需求及生存需求构建异地患者互联网就诊感知价值维度，初步形成一级、二级指标评价体系框架。

2. 德尔菲法

基于前期通过文献回顾获得的初始异地患者就医感知价值评价指标体系后，运用德尔菲法确定异地患者就医感知价值三级指标，邀请相关学术领域的权威专家35名组成咨询小组，进行两轮指标条目筛选与评价，最终形成较为科学合理的价值指标体系。咨询专家来自全国各省，包括江苏、江西、陕西、新疆、四川等一线、二线、三线的城市地区；专家咨询的对象考虑了专家理论水平、实践经验以及责任感等，具有较强的权威性。

3. 层次分析法

将异地患者就医感知价值评价作为总目标，分解成三层维度的多个指标，一级指标和二级指标为准则层，三级指标为方案层，基于定性指标模糊定量化方法得出各层次各指标的单排序与总排序，最终确定各级指标的权重。

4. 问卷调查法

实证研究以构建的异地患者专科互联网就医服务感知价值满意度理论模型为基础，设计《异地患者关于互联网专科医联体诊疗模式使用的满意度问卷》，用以调查上海市肺科医院应用新型互联网就诊流程信息平台后，异地就医患者对互联网专科联盟就医平台新模式的感知价值满意度。问卷共包含5个构面：感知价值、有用性、易用性、协同性、满意度，其中感知价值的题项设计来自前述研究中的专家咨询，其他维度以技术接受模型为依据，相关题项来自经典量表。问卷分为3个部分，一是人口统计学信息，包含性别、年龄、学历、肺部疾病严重程度等；二是异地患者互联网专科医联体诊疗模式使用的满意度影响因素作用调查，采用 Likert 5 级量表，从 1—5 分别表示"非常不同意"到"非常同意"；三是异地患者互联网诊疗模式使用后的患者感知价值水平变化情况调查，共 69 个问卷题目。

在上海市肺科医院实施"异地患者专科互联网就医新模式"后，于 2021 年 3 月 1 日至 2021 年 4 月 1 日，对接受新模式的患者进行调研；同时，该调查对象需要具备在上海市肺科医院"异地患者专科互联网就医新模式"实施前的就诊经历。

（二）研究发现

1. 异地患者互联网就诊感知价值指标体系的构建

本案例以马斯洛需求层次理论和前人文献研究为依据，初步设计异地患者就医感知价值的 5 个一级指标和 10 个二级指标。具体评价指标如表 1 所示。

表1 异地患者的感知价值需求指标初始框架

需求价值维度	内容	解释
自我价值需求（V）	名誉价值（V1）	异地患者对选择专科强势医院就诊的动力在于看重该医院的名誉价值
	就诊自主感价值（V2）	能主动选择预约专家、时间、就诊方式
尊重和爱的需求（R）	精神价值（R1）	异地患者在远程诊疗过程中所感受到的精神价值
	隐私价值（R2）	在接受远程诊疗时所需保护个人信息的安全不被泄露
社交需求（SC）	医务人员价值（SC1）	指医务人员思想、知识水平、业务能力、工作效益与质量、工作作风、应变能力等所产生的价值
安全需求（S）	成本价值（S1）	异地患者接受远程诊疗时所感受到各项成本的增加带来的损失
	回应价值（S2）	异地患者在就诊期间能得到医生关于病情的问题及时回复与跟踪所得到的满意价值
	有形价值（S3）	异地患者比较选择就诊医院希望能看到实在的医院设备、产品、设施等给自己带来的有形需求的价值感
	规范价值（S4）	患者对就诊医院的各项规章制度与医疗规范程度的感知价值
生存需求（SU）	技术价值（SU1）	患者对就诊医院核心技术的认可度，是决定自己是否治愈的重要技术标准，对此感受到技术的价值感

研究运用德尔菲法，邀请相关学术领域的权威专家进行两轮指标条目筛选与评价，最终形成较为科学合理的价值指标体系，确立了5个一级指标、10个二级指标、26个三级指标，组成基于顾客价值理论异地患者互联网就医服务感知价值的指标评价体系，具体如表2所示。

表2 基于顾客价值理论异地患者互联网就医服务感知价值指标得分变异系数

指标名称	平均数	标准差	变异系数
V1：名誉价值	4.68	0.47	0.10
V11 看重医院名誉程度	4.78	0.42	0.09
V12 看重医院某著名主任医师专技高超	4.78	0.42	0.09
V2：就诊自主感价值	4.56	0.63	0.14
V21 就诊过程自主性	4.46	0.67	0.15
V22 就诊付费报销自主性	4.27	0.74	0.17
R1：精神价值	4.59	0.59	0.13
R11 个性化	4.34	0.62	0.14
R12 关心	4.46	0.64	0.14
R13 信任	4.66	0.48	0.10

指标名称	平均数	标准差	变异系数
R2：隐私价值	4.59	0.59	0.13
R21 诊断过程	4.63	0.49	0.11
R22 诊断结果	4.71	0.46	0.10
R23 网络传输稳定性	4.59	0.67	0.15
SC1：医务人员价值	4.78	0.42	0.09
SC11 沟通	4.78	0.42	0.09
SC12 态度	4.59	0.59	0.13
SC13 专业技能	4.76	0.44	0.09
SC14 依从性	4.59	0.50	0.11
S1：成本价值	4.54	0.64	0.14
S11 时间长度	4.51	0.71	0.16
S12 空间距离	4.39	0.74	0.17
S13 经济货币	4.22	0.76	0.18
S14 精力	4.41	0.67	0.15
S15 诊疗过程风险	4.32	0.76	0.18
S2：回应价值	4.32	0.79	0.18
S21 及时性	4.41	0.59	0.13
S22 跟踪与查房	4.29	0.68	0.16
S23 随访	4.27	0.74	0.17
S3：有形价值	4.41	0.55	0.12
S31 实体医疗	4.54	0.64	0.14
S32 面对面医疗	4.73	0.50	0.11
S4：规范价值	4.59	0.59	0.13
S41 医疗流程规范	4.73	0.45	0.10
S42 医疗技术规范	4.71	0.46	0.10
SU1：技术价值	4.83	0.38	0.08
SU11 内部属性，技术高超、精湛、医疗水平、治愈率高	4.83	0.38	0.08
SU12 外部属性，医疗设备先进、医疗检测能力强、医疗借鉴案例多、医疗专科口碑好	4.73	0.45	0.10

对此前构建的上海市肺科医院异地患者远程就医感知价值评价指标体系进行筛选，运用层次分析法 AHP 确定指标体系中各级指标权重，最终确定经过论证过的异地患者远程就医感知价值评价指标体系。

（1）构建递阶层次结构模型

根据前期确立的异地患者互联网就医服务感知价值指标体系，将研究指标条理化、层次化、可视化，构建一个四层次结构模型，分别设计为目标层，即顾客价值理论互联网就医服务感知价值定量评价；准则层，包括实现目标所涉及的中间环节，即本评价体系中的需求层次五大维度的一级指标；子准则层包括了表现5种需求维度特征的二级指标；方案层，为最具体的测量评价指标，即本研究中顾客价值理论互联网就医服务感知价值评价体系中的三级指标。

（2）构造判断矩阵

运用AHP法对各层次的因素重要性进行两两对比，参考Thomas L. SAATY 提出的1—9标度法。邀请专家们对层次结构中每个因素的重要性做出比较和判断，列成矩阵形式，结果显示，三级指标对二级指标一致性CR为0.073，小于0.1，通过总排序一致性检验。"V：自我价值实现需求"所占权重最小，为0.072，"R：尊重和爱的需求"的权重为0.101，"SC：社交需求"的权重为0.123，"S：安全需求"的权重为0.271，占比第二，"SU：生存需求"的权重最高，为0.433。具体如表3所示。

表3 基于层次分析法的评价指标权重确定

一级指标	权重	二级指标	相对于一级指标的权重	合成权重	三级指标	相对于二级指标的权重	合成权重
V	0.072 36	V1	0.290 70	0.021 03	V11	0.2387	0.005 02
					V12	0.7613	0.016 01
		V2	0.709 30	0.051 32	V21	0.3145	0.016 14
					V22	0.6855	0.035 19
R	0.100 65	R1	0.290 70	0.029 25	R11	0.1446	0.004 23
					R12	0.3028	0.008 86
					R13	0.5526	0.016 17
		R2	0.709 30	0.071 39	R21	0.1689	0.012 06
					R22	0.3429	0.024 48
					R23	0.4883	0.034 86
SC	0.122 85	SC1	1	0.122 85	SC11	0.1032	0.012 68
					SC12	0.1510	0.018 55
					SC13	0.3191	0.039 20
					SC14	0.4267	0.052 42
S	0.270 98	S1	0.099 95	0.027 08	S11	0.0871	0.002 36
					S12	0.1048	0.002 84
					S13	0.1575	0.004 27
					S14	0.2412	0.006 53
					S15	0.4094	0.011 09
		S2	0.175 76	0.047 62	S21	0.1649	0.007 85
					S22	0.3148	0.015 00
					S23	0.5203	0.024 78

一级指标	权重	二级指标	相对于一级指标的权重	合成权重	三级指标	相对于二级指标的权重	合成权重
S	0.270 98	S3	0.293 95	0.079 65	S31	0.3279	0.026 12
					S32	0.6721	0.053 54
		S4	0.430 34	0.116 61	S41	0.2967	0.034 60
					S42	0.7033	0.082 01
SU	0.433 16	SU1	1	0.433 16	SU11	0.3546	0.153 60
					SU12	0.6454	0.279 56

2. 异地患者互联网就医服务感知价值满意度评价模型构建

研究结合马斯洛需求层次理论、TAM 模型、顾客价值理论和协同理论构建研究假设与模型，为了保证提出的变量假设具有科学性与基础性，对所设计的模型假设的变量之间的关系进行文献研究，得出感知有用性与感知易用性是技术测量重要变量，可以显著影响感知价值与满意感。同时在对协同能力相关文献的研究中，发现协同程度有利于组织的绩效，且能提升患者的感知度。由此，提出 3 个维度的 7 个直接作用影响假设和 3 个中介效应假设。

（1）直接作用影响假设

①感知易用性对感知价值、满意度的影响。

满意感在医疗行业中的解释则是患者对医疗服务的主观感受，这种主观评价往往与自身的收入、学历、经验、健康个人特征有关，同时也会因为不同需求层次的阶层不同而产生不同的感受，马斯洛需求层次理论则让患者的主观感受水平凸显。大多学者在测量满意度的时候，往往较多选择条目量表，从期望与感知差异角度、绩效结果、顾客整体满意度 3 个角度进行测量。

TAM 模型中的易用性是衡量技术被接受的态度的重要变量，同时，不仅正向影响用户的使用技术的态度，同时也影响着用户的感知价值。有学者通过建立指标体系评价顾客对网购交易系统的满意度，研究发现感知易用性对感知价值以及顾客满意度具有显著的影响（蔡德全，2015）。此外，购物网站越简单方便，就越容易让消费者产生愉快的购物感受（Hoffman et al.，1996）。所以在远程医疗领域，远程医疗信息技术的易用性会影响患者的感知度，同时感知性能给患者交易行为带来控制程度，提高患者的满意度。在本研究中的异地患者专科互联网就医服务感知价值满意度模型中，感知易用性则会对本研究模型的构建起到重要的作用。所以，基于上述解释，提出以下假设。

H1：技术感知易用性对感知价值具有显著的正向影响。

H2：技术感知易用性对满意度具有显著的正向影响。

②感知有用性对感知价值、满意度的影响。

感知有用性是指患者使用互联网医院的信息技术平台获得就医服务带来的感受，能提升就医服务达成的绩效。有学者认为当人们所采取的某种行为有好的结果时，他们就会对这种行为产生良好的印象（Fishbein et al., 1977）。当用户感知信息技术的有用性时，其感知价值和满意度会提高，从而形成再购买意愿（Bhattacherjee et al., 2007）。

已有研究结果表明感知有用性对满意度具有正向影响（Devaraj et al, 2002）。相比传统的就医服务，患者只能通过现场挂号预约，以及等待纸质报告与专家会诊，自我控制感不强烈。而本研究所开发的专科互联网远程就医信息平台优化就诊流程，异地患者感知技术使用有用性或许对感知价值和就医满意度也会产生比较显著的正向影响，本研究提出以下假设。

H3：技术感知有用性对感知价值具有显著的正向影响。

H4：技术感知有用性对满意度具有显著的正向影响。

③感知价值对满意度的影响。

当顾客的感知价值得到实现后，就会形成一个整体的满意度水平，或者与期望的价值对比形成的差异大于 0 就会感到满意，如此一来，会影响顾客购买的满意水平。美国密歇根大学费耐尔在 1996 年提出了满意度模型（American Customer Satisfaction Index, ACSI），提出顾客的满意程度是由顾客对服务质量期望及价值感知共同决定的，且感知价值对满意度的影响是正向显著的（Fornell et al., 1996）。同样认为感知价值对满意度呈现显著影响的研究也不少（Gronholdt et al., 2000）。国内关于患者感知价值计算则是在就医过程中获得的医疗技术价值与医疗技术之外的价值之和。其中，医疗技术是患者就医过程中所获得的服务价值，除此之外的价值包括服务价值、人员价值、形象价值等等。对于患者来说，就医服务中体验的感知价值是影响患者的满意度的重要因素，本研究依据前人研究，提出以下假设。

H5：感知价值对顾客满意度具有正向影响。

④感知协同力对感知价值、满意度的影响。

本研究模型中的协同力是指在异地患者专科互联网就医服务模式的实施过程中，是否有各方力量的协同，让新的就医模式顺利开展。关于协同力的文献指出，公立医院集团内部子系统的协作是共同发展与创新的重要力量，也是患者感受新技术新医疗模式的出发点。协同力的元素主要包括文化协同、战略协同、制度协同、信息协同、资源协同、组织协同、创新协同、契约协同等（罗桢妮，2014）。此外，协同效果的测量可以用效率与成本计算，同时也与资源协同创新、运营协同创新以及价值协同创新有关（王姝，2012）。这些协同能力的研究对异地患者互联网就医服务价值满意感模型的调节作用，有较为重要意义。以前的学者提出供应链质量合作满意度关系的研究模型，即从合作协同角度考察供应链满意度的影响因素，论证了协同力对满意度的正向影响（屈嫚莉，2009）。基于以上研究基础，提出以下假设。

H6：感知协同力对患者感知价值具有正向影响。

H7：感知协同力对患者满意度具有正向影响。

（2）中介效应假设

本研究首先探讨技术感知易用性对满意度的影响，以及感知有用性对满意度的直接作用，已有研究证实技术的感知易用性与感知有用性均对感知价值与顾客满意度有显著影响（蔡德全，2015）。但是对于感知易用性是不是会通过感知价值来影响满意度，以及感知有用性会不会通过感知价值变量来影响满意度，有待进一步验证。基于此，研究提出以下假设。

H8：感知易用性会通过感知价值变量对满意度产生显著的正向影响。

H9：感知有用性会通过感知价值变量对满意度产生显著的正向影响。

H10：感知协同力会通过患者感知价值变量对满意度产生显著的正向影响。

综上所述，本文构建基于感知价值视角的异地患者就医服务满意度模型如图2所示。

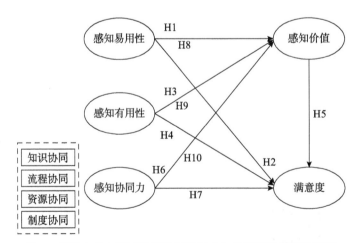

图2 异地患者专科互联网就医服务感知价值满意度理论模型

3. 异地患者互联网就医服务感知价值满意度模型实证研究

（1）问卷信效度分析

总计回收问卷 257 份，人口统计学结果显示，研究对象的男女比例接近（男性占 55.3%，女性占 44.7%），45.4% 的患肺病人群在 26～50 岁，约等于 51 岁以上的中老人群数，60.3% 人群有中等程度肺部问题。

运用 SPSS 24.0 计算得到 Cronbach α 为 0.912，大于 0.8，内部一致性较强。运用 AMOS 24.0 工具对于每个维度（感知价值、协同力、易用性、有用性、满意度）的题目进行信度检验，剔除因子载荷量低于 0.36、不显著的题项后，所得维度的题目载荷量都在 0.6 以上，题目信度都在 0.36 以上，每个维度的组成信度都在 0.7 以上，运用 AMOS 24.0 对 5 个维度（易用性、有用性、感知价值、满意度、协同力）进行 AVE 收敛效度的计算，经过计算得到的 AVE 的值均大于 0.5，收敛效果良好。

（2）变量描述性统计分析

本研究对异地患者互联网就医服务模式的感知价值满意度的 4 个核心影响因素进行描述性统计分析，发现感知有用性是影响因素中得分最高的构面，均值为 4.706，这表明异地患者认为互联网就医服务模式十分有用。感知易用性（M=4.152）、感知价值（M=4.160）和感知协同力（M=4.077）的得分都居于感知有用性得分（M=4.706）之后。值得注意的是，感知价值维度与感知协同力维度的二级指标在感知价值维度中，自我实现价值和生存价值的得分均最高，分别为 4.198 和 4.199；接着是尊重价值和社交价值，均值分别为 4.163 和 4.157；得分最低的是安全价值，均值为 4.093，说明本研究的互联网就医新模式在解决异地患者就医的切实需求和心理上的顾虑方面仍然不足；在感知协同力维度中，感知制度协同（M=4.107）、流程协同（M=4.001）、资源协同（M=4.059）、知识协同（M=4.142）均处于较低水平，意味着异地患者对于医院间的协同度不强烈，还有待改进。

（3）异地患者互联网就医服务感知价值满意度模型验证

①问卷结构模型配适度指标分析与修正。

运用 AMOS 24.0 对数据进行分析，初始指标检验结果显示，GFI=0.731，AGFI=0.689，RMSEA=0.081，CFI=0.899，IFI=0.899，TLI=0.899，需要对模型进行修正，修正后的适配度显示，各拟合指标均在允许范围之内，如表 4 所示，拟合情况良好。

表 4　异地患者基于互联网就医服务感知价值模型的原始和修正适配度指标分析

指标	标准	拟合值	修正值	修正后达标与否
自由度（df）	越大越好	485	488	符合
χ^2	越小越好	1 239.748	609.700	符合
χ^2/df	$1 < 1X^2/DF < 3$	2.556	1.250	符合
GFI	> 0.9	0.731	0.920	符合
AGFI	> 0.9	0.689	0.910	符合
RMSEA	< 0.08	0.081	0.030	符合
SRMR	< 0.08	0.046	0.046	符合
CFI	> 0.9	0.899	0.980	符合
IFI	> 0.9	0.899	0.980	符合
TLI	> 0.9	0.899	0.980	符合

② SEM 结构模型直接作用假设验证。

针对现有新的修正模型进行非标准化数据的显著性估计，以此找出显著路径和非显著路径，得以完善模型。运用 bootstrap 抽样 5000 次来修正标准误差，结果如表 5 所示。

表 5　异地患者基于互联网就医服务感知价值修正模型路径分析结果表

假设	模型路径	S.E.	Z	P	结果
H1	感知价值←感知易用性	0.107	2.206	0.008	支持
H2	满意度←感知易用性	0.136	0.544	0.408	拒绝
H3	感知价值←感知有用性	0.101	0.901	0.224	拒绝
H4	满意度←感知有用性	0.102	4.98	***	支持
H5	满意度←感知价值	0.108	1.806	0.032	支持
H6	感知价值←感知协同力	0.116	4.491	***	支持
H7	满意度←感知协同力	0.134	1.59	0.054	拒绝

*** 表示：$P < 0.001$。

可以发现，感知易用性对异地患者就医感知价值具有显著的正向影响（$\beta=0.248$，$P < 0.05$），感知有用性对异地患者就医服务的满意度具有显著的正向影响（$\beta=0.577$，$P < 0.05$），感知价值对满意度具有显著正向影响（$\beta=0.163$，$P < 0.05$），即感知协同力对异地患者就医服务的感知价值具有显著正向影响（$\beta=0.547$，$P < 0.05$）。对于不显著的其他几个路径用粉色箭头表示，分别是 USE-- > VALUE，COORDINATION-- > SATISFACTION，EASY-- > SATISFACTION。具体如图 3 所示。

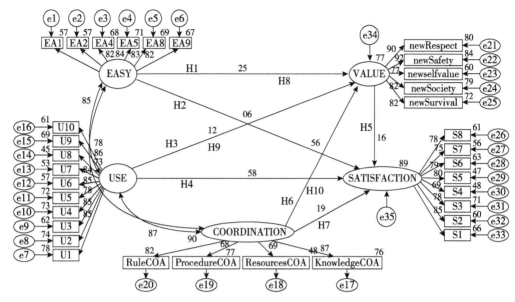

图3 异地患者专科互联网就医服务感知价值满意度修正模型

注：EASY 表示感知易用性，USE 表示感知有用性，COORDINATION 表示感知协同力，VALUE 表示感知价值，SATISFACTION 表示满意度。

③SEM 结构模型中介作用假设验证。

前述分析发现感知有用性对待定中介变量感知价值的影响不显著（USE--＞VALUE 路径不显著），根据 BK 框架下的中介效应分析要求，可判断 H9 不成立。随后，运用 bootstrap 抽样 5000 次输出报告得到模型的间接路径效果，由表6 可以得到，感知协同力--＞满意度和感知易用性--＞满意度的置信区间上限与下限均没有包含 0，则说明两条中介作用均存在，H8、H10 成立。

表6 异地患者基于互联网就医服务感知价值修正模型的中介作用假设验证

假设	变量	Estimate	S.E.	Z	Bias-Corrected 95%CI		Percentile 95%CI	
					lower	upper	lower	upper
总效应								
H8+H2	感知易用性--＞满意度	0.094	0.039	2.410	0.035	0.197	0.031	0.182
H10+H7	感知协同力--＞满意度	0.196	0.06	3.267	0.093	0.332	0.093	0.318
间接效应								
H8	感知易用性--＞满意度	0.094	0.039	2.410	0.035	0.197	0.031	0.182
H10	感知协同力--＞满意度	0.196	0.06	3.267	0.093	0.332	0.093	0.318

五、讨论

首先，本研究对上海市肺科医院实施专科联盟互联网服务拓展模式的案例进行解剖，描述其开发异地患者远程就诊信息平台的思路与逻辑结构。研究发现，上海市肺科医院异地患者远程就诊信息平台的建设思路具体为：一方面，上海市肺科医院以专科联盟医院医疗合作为基础，搭建新型专科联盟互联网医疗服务平台，畅通联盟医院间的各类数据渠道，实现专家、检查、手术等各类资源的互联互通，满足联盟医院协同医疗服务的需要。另一方面，上海市肺科医院搭建的新型专科联盟互联网医疗服务模式，赋予异地患者更多的就医自主权。该模式包含嵌入式远程门诊和查房信息平台，患者在预约门诊时，可基于自身的需求选择合适的时间、心仪的专家进行就诊，医院的专家可以开展远程查房和医疗处置，实现医患无障碍交流互动。

其次，研究设计异地患者感知价值的指标体系，考察异地患者对互联网就医服务新模式的感知价值需求，并研究设计《异地患者关于互联网专科医联体诊疗模式使用的满意度问卷》，调查异地就医患者对互联网专科联盟就医平台新模式的感知易用性、感知有用性、感知价值、感知协同力和满意度水平，以评价互联网专科联盟就医平台新模式投入使用后的成效。通过案例研究结果发现，上海市肺科医院实施的专科互联网医疗服务拓展模式是充分考虑"患者感知价值"和"联盟医院协同"的新型互联网诊疗模式，实现了联盟医院医疗健康场景服务的迁移，并带来了远程医疗服务质量与效率、院际协同度和就医满意度等不同程度的提升，有效缓解了患者异地就医困境，具有很好的推广价值。

最后，研究基于协同理论、马斯洛需求层次理论、顾客感知理论和技术接受模型理论（TAM），构建异地患者专科互联网就医服务感知价值满意度模型，并运用结构方程模型验证模型中各变量的路径关系。研究证实感知易用性、感知协同力对异地患者就医感知价值具有显著正向影响，感知有用性、感知价值对异地患者就医服务的满意度具有显著正向影响；感知协同力通过异地患者就医感知价值间接显著影响患者满意度，感知易用性会通过异地患者就医感知价值对满意度产生显著的正向影响。

根据路径分析结果，本案例研究也发现了一些可以改善专科互联网医疗服务模式的启示，具体如下。

一是关注患者安全价值需求，推行线上与线下诊疗相结合模式。研究发现，尽管患者异地就医模式有了新的转变，但是患者对该模式的安全价值感知仍不理想，患者觉得选择实体医疗环境，与医生的面对面交流与沟通更能使自己放心。此外，医疗流程与技术规范给患者带来的是信赖感和安全感，医院在推行线上就诊模式的同时，也需要关注部分患者线下诊疗需求，建议为疑难患者或大病患者建立转诊绿色通道，达到有保障的就医效果。对于非重大肺部疾病的患者，可以推行运用远程诊疗方式来给予初步诊断和处理建议。对于需要做手术的患者，可通过远程门诊，筛选病例，择期手术，专家下基层指导手术，术后专家和当地医生远程查房，有难度的手术可通过绿色通道转诊。同时，加大对专科互联网医疗服务拓展模式的宣传力度，增强患者对上海市肺科医院的认可度和信赖度，以增强异地患者安全价值感。

二是增强医院现代医学模式的理念，提升医联体（医疗联合体）之间的协同力。研究发现，上海市肺科医院实施专科联盟互联网拓展模式后，异地患者就医模式发生转变，患者价值感得到满足，但患者感知协同力仍有上升空间，医院间的配合度、协同度不够，流程协同、制度协同等尚有改进空间。对于患者而言，新的就医模式应用需要通过社会宣传、科普教育等途径使其得以知晓。只有将互联网就医新模式纳入常态化的工作内容，才能真正体现异地患者就医服务的应用成效。对于医务人员而言，医院各级管理者需要进行标准化培训，引导专业技术人员走出传统的医疗模式，使医院之间的协同变得更为通畅。

总的来说，上海市肺科医院专科互联网医疗服务拓展模式实施后，突破了时空限制，能让异地患者安心留在当地就医，无需花费更多时间和路程就能享受优质专科医院的就诊服务。其改革实践将互联网远程会诊和互联网医院两种模式融为一体，为专科医院推行异地就医服务提供一种可复制、可推广的模式。最终，上海市肺科医院取得了良好的社会美誉度，成为上海首家直接面向患者提供远程优质医疗服务的医院，达到国家关于"互联网＋医疗健康"工作所提出的老百姓少跑腿、数据多跑路、便捷化的优质医疗服务的指示目标。

参考文献

[1]AL-EMRAN M, SHAALAN K. Recent advances in technology acceptance models and theories [M]. Berlin：Springer，2021.

[2]BHATTACHERJEE A, HIKMET N. Physicians' resistance toward healthcare information technology：A theoretical model and empirical test [J]. European Journal of Information Systems，2007，16（6），725-737.

[3]DAVIS F D, BAGOZZI R P, WARSHAW P R. User acceptance of computer technology：a comparison of two theoretical models [J]. Management Science，1989，35（8），982-1003.

[4]DEVARAJ S, FAN M, KOHLI R. Antecedents of B2C channel satisfaction and preference：

validating e-commerce metrics［J］. Information Systems Research，2002，13（3），316-333.

［5］FISHBEIN M，AJZEN I. Belief，attitude，intention，and behavior：an introduction to theory and research［J］. Contemporary Sociology，1977，6：244.

［6］FORNELL C，JOHNSON M D，ANDERSON E W，et al The American customer satisfaction index：nature，purpose，and findings［J］. Journal of Marketing，1996，60（4）：7-18.

［7］GAO F. The new evolution of research information technology acceptance models［J］. Journal of Intelligence，2010，29（6）：170-176.

［8］GRONHOLDT L，MARTENSEN A，KRISTENSEN K. The relationship between customer satisfaction and loyalty：Cross-industry differences［J］. Total Quality Management，2000，11（4-6）：509-514.

［9］HOFFMAN D L，NOVAK T P. Marketing in Hypermedia Computer-Mediated Environments：Conceptual Foundations［J］. Journal of Marketing，1996，60（3）：50-68.

［10］KONG X，AI B，KONG Y，et al. Artificial intelligence：A key to relieve China's insufficient and unequally-distributed medical resources［J］. American Journal of Translational Research，2019，11（5）：2632-2640.

［11］MASLOW A H. A theory of human motivation［J］. Psychological Review，1943，50（4）：370-396.

［12］SIKKA V，SOMMA S D，GALWANKAR S C，et al. The World Health Organization Collaborating Center for Emergency and Trauma（WHO-CCET）in South East Asia，The World Academic Council of Emergency Medicine（WACEM），and The American College of Academic International Medicine（ACAIM）2021 framework for using telemedicine technology at healthcare institutions［J］. Journal of Emergencies，Trauma，and Shock，2021，14（3）：173-179.

［13］YAO R，ZHANG W，EVANS R，et al. Inequities in health care services caused by the adoption of digital health technologies：scoping review［J］. Journal of Medical Internet Research，2022，24（3）：e34144.

［14］ZEITHAML V A. Consumer perceptions of price，quality，and value：a means-end model and synthesis of evidence［J］. Journal of Marketing，1988，52（3）：2-22.

［15］蔡德全.基于TAM的网购满意度模型构建和实证研究［D］.哈尔滨：哈尔滨工业大学，2015.

［16］国家统计局.第七次全国人口普查公报（第七号）［EB/OL］.（2021-05-11）［2023-06-25］.http：//www.stats.gov.cn/sj/zxfb/202302/t20230203_1901087.html.

［17］国家卫生健康委员会.2021年国家医疗服务质量安全报告［M］.北京：科学技术文献出版社，2022.

［18］林辉，董津.互联网＋医联体助力分级诊疗落地［J］.中国医院，2017（5）：52-53.

［19］罗桢妮.我国公立医疗集团协同能力研究［D］.武汉：华中科技大学，2014.

［20］屈嫚莉.电子制造业供应链质量合作和满意度关系实证研究［D］.上海：上海交通大学，2009.

［21］王姝.网商平台众包模式的协同创新研究［D］.杭州：浙江大学，2012.

［22］祖潇然，赵晓雯，郭蕊，等.新冠肺炎疫情防控常态化背景下北京市互联网诊疗平台服务满意度及其影响因素研究［J］.中国医院，2021，25（10）：18-22.

传染病医院发展战略研究——基于动态能力理论 *

黄敏[①]　Nelson António[②]　史卢少博[③]

① 黄敏，上海市（复旦大学附属）公共卫生临床中心

② Nelson António，葡萄牙里斯本大学学院教授

③ 史卢少博，南方医科大学卫生管理学院博士生

摘要： 中国的传染病医院承担突发公共卫生事件应急救治的特殊职能，为维护人民的生命健康和社会稳定做出贡献。受传染病发病率持续下降、政府补偿机制尚未完全建立等因素的影响，传染病医院生存和发展受到一定制约。本研究基于动态能力理论和战略联盟理论，通过案例研究，分析中国传染病医院发展现状、医院资源、核心能力、动态能力、战略联盟（医疗联合体）、战略调整和绩效之间的关系。据此，提出传染病医院发展战略模型及对策建议，为政府制订相关公共卫生政策提供理论参考。

关键词： 传染病专科医院；动态能力；发展战略

Thesis Title：Strategic Development of Hospitals for Infectious Diseases：A Dynamic Capability Approach

Abstract： China's infectious disease hospitals undertake the special function of treating public health emergencies and contributing to people's lives，health and social stability. However，due to the continuous decline in the incidence of infectious diseases and the incomplete establishment of the government compensation mechanism，the survival and development of infectious disease hospitals are subject to constraints. Through case analysis

---

* 黄敏为南方医科大学与葡萄牙里斯本大学学院联合公共卫生政策与管理 2016 级博士；Nelson António 为该论文的指导教授。

and based on the theory of dynamic capabilities and strategic alliances, this study analyzes the relationships among the development status of Chinese infectious disease hospitals, hospital resources, core capabilities, dynamic capabilities, strategic alliances (medical treatment partnerships), strategic adjustments, and performance. On this basis, the strategic model and countermeasures for the development of infectious disease hospitals are put forward to provide theoretical references for the government to formulate public health policies.

Keywords: infectious disease specialized hospital, dynamic capability, development strategy

一、引言

传染病是威胁人类生存和健康的重要疾病之一，对经济社会发展产生严重挑战。在中国社会经济转型的大背景下，经济、社会和环境因素对公共卫生体系构成了更大的威胁。2019 年 1 月 1 日 0 时至 12 月 31 日 24 时，全国共报告传染病病例 10 244 507 例（不含港澳台地区），死亡 25 285 人，报告发病率为 733.57/10 万，死亡率为 1.81/10 万（疾病预防控制局，2021）。2019 年底，新型冠状病毒感染（COVID-19）在全球范围内迅速蔓延。世界卫生组织报告，截至 2022 年 6 月 30 日，COVID-19 确诊病例为 543 352 927 例，全球死亡病例为 6 331 059 例（WHO，2022）。

随着经济发展和疾病预防控制手段的增强，传染病发病率正逐年降低，但新发传染病的突袭又对传染病医院提出了更高的要求；同时，面对药品零差价、分级诊疗等医改政策及中国医疗行业补偿机制尚未完善的大环境，对于传染病医院来说，面临着竞争激烈、应对能力不足等客观现实，承受着一定的生存和发展压力（魏强 等，2017；张营 等，2017）。特别是近年来，综合医院传染科不断扩建，"虹吸"着大量传染病专科医务人员，导致传染病医院人才招聘困难，人员队伍不稳定、知识能力偏低，成为制约传染病医院发展的瓶颈。此外，随着传染病防治工作不断推进，国家对传染病医院的应急处置能力提出了更高的要求，加大传染病医院改革势在必行。

中国传染病医院的规模尚有一定的发展空间，2020 年传染病医院总数为 172 家（公立医院为 170 家），其中仅有 27.3% 的传染病医院配备了 500 张以上的床位，大多数有 50 至 300 张床位，占总数的 62.2%（国家卫生健康委员会，2021）。实践表明，除较早发展综合性学科建设的部分传染病医院外，中国的传染病专科医院普遍存在支撑学科单

一、运营成本较高、政府投入偏低、人才引进困难等现实困境（王璐 等，2021）。其中学科的单一设置是目前传染病医院最为严峻的问题，实地调查结果显示，大多数传染病医院只设立了单独的与传染病防治密切相关临床科室，如传染病科、肝病科和结核病科，外科、重症监护、呼吸科等支撑科室力量薄弱（魏林玲 等，2011）。传染病医院缺乏足够的综合性学科支撑，导致综合技术力量和业务能力难以提高，很难满足新发和再发传染病的多元化防治需求，对传染病医院的持续发展产生了阻碍。

当下中国传染病救治体系正在经历医改和新冠疫情带来的双重变革，传染病医院将面临着前所未有的机遇和挑战。医院在提供服务的过程中，不仅要适应外部环境的变化，更要充分利用各种资源来生存和发展核心竞争力。传染病医院如何以公立医院改革为契机，优化运营模式，提高核心能力，在体现公益性的基础上，高效履行应急职能，通过多方位举措打破运营困境、成本增加、人力资源缺乏、病源减少等发展瓶颈，是传染病医院管理者们应当高度关注、积极求变和尽早解决的问题（徐俊华，2014）。

为了缓解自身发展困境，中国大多数传染病医院致力于探索战略转型实现长效发展，主要发展"大专科、小综合"和构建医疗集团两种方式。北京佑安医院、北京地坛医院等为代表的传染病医院等坚持探索"大专科、小综合"的发展思路，随着新冠疫情的持续影响，其中一些传染病医院甚至在谋求建设公共卫生临床中心的新路，以"大专科、小综合、重预防、应突发"为首要目标（刘文生，2020）。而近年来，我国也开展了医疗集团的实践探索。一些传染病医院也开始顺应医联体的发展趋势，如以北京地坛医院为首的全国传染病医院联盟。因此，传染病医院需要仔细审视各自的优势和劣势，对未来发展做好科学分析，基于自身的职能定位，将有限的资源集中在优势领域的建设上，形成核心竞争力，获得竞争优势，提高运营效率（杨谢菲，2010）。

现有关于传染病医院发展的研究主要集中在其经营模式优化、宏观政策保障、与综合医院规模的比较和面临的困难及问题等方面。大多数研究都是关于问题描述和现象分析的，未能聚焦传染病医院核心竞争力的系统评估和提升策略。医院拥有竞争优势是在激烈的竞争中生存和发展的决定性因素。然而，一家医院持续发展的前提是不但需要竞争优势，而且需要保持竞争优势。从理论上来说，当一个组织正在实施一项没有任何竞争对手可复制的创造价值战略时，它就具有持续的竞争优势（Barney，1991）。在此过程中，组织需要具备充分的动态能力，因此需要通过扫描环境发现机会，并据此整合、构建和重组内外部资源以修正运营操作能力，从而适应动态复杂快速变化的环境（焦豪，2011）。

众多学者对战略联盟理论和动态能力理论的产生和发展进行了广泛的讨论，这些研究呈现了从经济学方法转向行为主义方法的趋势（张延锋 等，2003）。战略联盟是重要的资源，有助于构建竞争优势。有学者运用战略联盟理论分析医疗系统的性能（Adams et al.，2000）。Chu and Chiang（2013）研究了战略联盟对台湾卫生部管辖的医院运营效率的积极影响。此外，许多学者相继提出了动态能力的概念和理论框架，但观点不一。国内外学者除对其定义、内涵和外延进行理论探索外，很少使用大规模的问卷调查和跨案例研究。虽然部分学者使用问卷调查，但由于其理论分析和模型推断的说服力较弱，结论有所局限。在现有的研究成果中，鲜见以医院为案例的研究，以传染病医院为研究对象更加少见。因此，在公共卫生风险型的社会背景下，传染病医院需要怎样摆脱生存困境？如何在快速变化的环境下保持竞争优势和核心竞争力？应制定怎样的高质量发展战略？面对以上问题，本研究旨在将动态能力理论和战略联盟理论应用于传染病医院战略研究，在了解传染病医院发展现状的基础上，分析影响传染病医院发展的相关因素，并以提出应对策略为重点，探索更好的发展途径。

考虑到定性研究可以探究传染病医院发展详细过程、战略管理的作用、动态能力的重新配置及与环境的相互作用，适用于长期的、以"过程"为中心的研究。本研究在大规模调查和案例研究的基础上，选择 8 家具有代表性的传染病医院，分析其生存困境、核心竞争力和动态能力。研究结果可有助于传染病学科的健康可持续发展，增强传染病医院的竞争优势，为政府部门制定传染病医院未来战略提供理论依据。

二、案例展示

（一）理论基础

1. 战略联盟理论

20 世纪 90 年代以来，为了应对竞争对手内在缺陷的认识和应对外部变化挑战的需要，J. Hopland 和 R. Nigel 提出的战略联盟理论迅速发展，引起了学者和企业家的广泛关注。战略联盟是指两家及以上具有资源互补优势的企业，出于对整个市场的预期和企业自身总体经营目标、经营风险的考虑，为实现特定的战略目标，通过协议契约而结成的优势互补、风险共担、利益共享、要素多向流动的松散型网络组织（王利明，2001）。近年来，战略联盟受到越来越多医院的重视，越来越多的医院通过网络和联盟模式建立战略联盟。医院战略联盟是以契约化的方式，结合成优势互补、资源共享和信息互通的松散合作模式，可实现资源共享，缓解资源配置不均，合理配置和使用人力、物力、财力等战略资源，构建核心能力和品牌优势（万晓文 等，2012）。这为我们结合医联体角度，分析传染病医院的生存困境、核心竞争力提供了特殊视角。

2. 动态能力理论

战略管理理论以竞争为主要逻辑，认为企业通过竞争获得竞争优势。随着战略管理理论的发展，学者和企业家对企业能力理论的不足进行了反思和补充，在此期间，动态能力逐渐发展为一个分支，成为战略管理和组织变革领域的一个热门话题。Teece 等（1997）将动态能力定义为"公司整合、重新配置、获取和释放资源的过程，以适应不断变化的市场的过程"。Winter（2003）将动态能力定义为"扩展、改变或创建普通能力的能力"。Wang 和 Ahmed（2007）将动态能力定义为"企业不断整合、重新配置、更新和重新创建其资源和能力，最重要的是要根据不断变化的环境，升级和重建其核心能力，以获得和保持竞争优势"。从以上定义来看，动态能力强调适应环境的能力，动态能力的功能应包括以下 3 个方面：内部和外部生产资源的协调和整合；共同学习和创造组织知识，修改操作程序和活动模式；重建资源，实现内部和外部的变化，以适应动态环境。因此，该理论为探索企业竞争优势的来源提供了一个新的独特的视角（姬郁林 等，2008）。总之，动态能力理论强调了为应对环境变化，企业资源的进化过程，这为我们探讨传染病医院生存发展策略提供了理论基础。

（二）案例介绍

在新型冠状病毒感染全球大流行后，中国政府高度重视公共卫生体系建设，特别是要加强疾控体系和传染病医院的硬件设施建设，传染病医院迎来了新一轮发展，有的传染病医院将会面临转型。考虑到案例资料选择的可及性和便利性，根据资料分析饱和程度，最终选择了上海市公共卫生临床中心、重庆市公共卫生医疗救治中心、无锡市第五人民医院、盐城市第二人民医院、浦东新区传染病医院、上海市奉贤区古华医院、哈尔滨市第六人民医院、遵义市第四人民医院 8 家传染病医院作为重点分析的研究案例。在8 家传染病医院中，上海地区有 3 家，江苏省有 2 家，重庆市（直辖市）有 1 家，黑龙江省有 1 家，贵州省 1 家；三级医院有 6 家，二级医院有 2 家。长三角地区为中国经济相对发达的区域，长三角一体化发展升级成为国家战略，因此选择了长三角地区的 5 家传染病医院作为本研究的案例对象。选择重庆市公共卫生医疗救治中心和哈尔滨市第六人民医院作为案例的原因在于这两家医院在新冠疫情期间，获得市委市政府的扩建批准，医院规模和功能进一步加强。此外，重庆市是我国西南一座有 3000 多万人口的超大型城市，哈尔滨作为我国黑龙江省的省会城市，均有值得研究之处。

1. 上海市公共卫生临床中心

①医院发展概况。上海市公共卫生临床中心（以下简称"上海市公卫中心"）始建于 1914 年，是一所具百年历史的三级甲等专科医院，于 2004 年迁址上海市金山区发展，建筑面积为 11.5 万平方米；分部位于虹口区，建筑面积为 2.6 万平方米。医院核定床位 660 张，设有 41 个临床科室。它是世界卫生组织新发与再现传染病临床、研究与培训中心，与世界上主要的公共卫生科研机构保持广泛合作。

②医院人员规模及水平。现有职工 1253 人，其中医生 253 人，护士 500 人，科研专职人员 138 人。2016 年科技影响力在传染病领域位居全国第三。

③医院重点科室。妇产科学和传染病学是国家教育部重点学科，医院是国家临床重点专科建设项目单位和上海市传染病重点学科建设单位之一。

2. 重庆市公共卫生医疗救治中心

①医院发展简况。重庆市公共卫生医疗救治中心（以下简称"重庆市公卫中心"）是重庆市唯一的三级传染病专科医院，是西南大学附属医院。医院前身分别创建于 1943 年的原重庆市胸科医院及 1945 年的原重庆市传染病医院。2008 年，两院合并成立重庆市公共卫生医疗救治中心，占地面积共 140 余亩。核定床位 800 张，形成歌乐山院区、平顶山院区"一体两翼"的新格局。歌乐山院区主要承担传染病医疗救治任务和公共卫生传染病应急工作，是国家中医药管理局"中医药防治传染病重点研究室"（临床基地）。

②医院人员规模及水平。现有职工 946 人，其中，高级职称 118 人，硕士 97 人、博士 10 人。

③医院重点科室。传染病学、中医传染病学是重庆市重点学科建设单位，重庆市临床重点专科建设项目为感染科和呼吸科（结核）。

3. 无锡市第五人民医院

①医院发展简况。无锡市第五人民医院（以下简称"无锡五院"）始建于 1951 年，原为无锡市传染病医院，是苏南地区成立最早、无锡地区唯——所传染病三级乙等专科医院，开放床位 600 张。它是国家中医药管理局中医传染病临床基地，全国综合（专科）医院示范单位。2016 年与无锡市第二人民医院联合组建无锡市普仁医疗集团，实

行集团化管理模式。

②医院人员规模及水平。现有职工 745 人，其中，高级职称医师 60 人，高级职称护师 17 人。

③医院重点科室。现有 2 个省级重点专科、2 个市级重点专科。设有传染科、肝炎科、肿瘤科、结核科、呼吸内科等综合科室。

4. 盐城市第二人民医院

①医院发展简况。盐城市第二人民医院（以下简称"盐城二院"）前身为盐城地区结核病防治院，创建于 1954 年。1981 年，更名为为盐城地区传染病院；1983 年，更名为盐城市第二人民医院；1995 年，增挂盐城市肿瘤医院，是一所以肿瘤、肝病、肺病等为专科特色的三级医院。医院占地面积 40 亩，总建筑面积为 3.29 万平方米，开放床位 550 张。医院坚持"一体两翼"（小综合为一体，肿瘤学科和传染学科为两翼）的发展模式。

②医院人员规模及水平。现有职工 468 人，其中，高级职称 89 人、中级职称 125 人。

③医院重点科室。1～2 个省级临床重点专科。肿瘤放疗科、肿瘤化疗科、肝病治疗科和结核病科是市级临床重点专科。

5. 浦东新区传染病医院

①医院发展简况。医院前身是川沙人民医院传染科，1988 年，在传染科基础上成立浦东新区传染病医院，是浦东新区唯一一所二甲传染病专科医院。医院占地面积 7342 平方米，核定床位 100 张。上海市口岸的定点医院应对公共卫生事件，可扩大为 150 张。2002 年，与上海市曙光医院合作成立曙光医院浦东肝病专科医院。它是国家中医药管理局列为中西医结合传染病基地建设单位。

②医院人员规模及水平。现有职工 82 人，其中，主任、副主任医师共 7 名。

③医院重点科室。上海市中西医结合特色肝病专科，为上海市中西医结合治疗肝病的重点学科。

6. 上海市奉贤区古华医院

①医院发展简况。奉贤区古华医院始建于 1968 年，前身为奉贤县麻风病防治所。1984 年，更名为奉贤县传染病医院。1996 年，更名为奉贤县古华医院。2000 年，成立奉贤区老年医院（第二冠名）。2011 年，奉贤区体检站并入古华医院。医院从单纯的传染病防治发展成以传染科、肝病科为重点，老年病、肿瘤康复等为特色的二甲专科医院。医院占

地面积 7814 平方米，建筑面积为 1.1 万平方米。核定床位 200 张，实际开放床位 275 张。

②医院人员规模及水平。现有职工 181 人，其中，高级职称 16 人，专业技术人员 70 人。

③医院重点科室。传染病、肝病、老年病、肺科为本院特色专科。

7. 哈尔滨市第六人民医院

①医院发展简况。哈尔滨市第六人民医院（以下简称"哈尔滨六院"）建于 1946 年，是黑龙江省最大的传染病专科医院。占地面积 4 万平方米，建筑面积为 1.34 万平方米。核定床位 550 张。

②医院人员规模及水平。现有职工 390 人，其中，专业技术人员 330 人，高级职称 122 人。

③医院重点科室。市级重点学科是哈尔滨市肝病研究所。血液净化中心是近年来迅速发展的科室。

8. 遵义市第四人民医院

①医院发展简况。遵义市第四人民医院（以下简称"遵义四院"）是全额财政预算拨款的公立医院，是全市唯一的传染病专科医院；2019 年，整合后的医院院区占地约 243 亩，建筑面积为 95 160 平方米，总投资约为 15 亿元，医院编制床位 800 张。2020 年，医院规范传染病区建设项目获立项，拟投资 6.64 亿元，规划占地面积 6 万平方米，总建筑面积为 7.5 万平方米。核定床位 500 张，预留 400 张床位。它是全国中医药防治传染病临床基地。

②医院人员规模及水平。现有职工共 784 人，其中，医技 285 人、护理 338 人，高级职称医师 30 人，高级职称护师 7 人。

③医院重点科室。医院开设临床、医技医辅科室共 28 个。它是遵义市艾滋病临床医学中心、结核病临床医学中心和肝病临床医学中心。

三、数据收集与发现

（一）资料收集来源

本案例研究的数据来源是使用一手数据，并采用多种方式搜集数据，包括访谈、内部文件、文献、新闻稿、网站、学术讲座。访谈对象来自全国 8 家传染病医院的 35 位院级领导和中层干部；27 位领导采用现场访谈的方式，另有 8 位因为疫情无法外出，所以采用电话访谈和微信沟通。访谈从 2020 年 2 月至 2020 年 5 月，前后历时 4 个月，由 5 名研究者共同完成数据收集。

（二）数据分析方法

本研究运用 Nvivo12 Plus 进行定性数据分析。质性资料主要是传染病专科医院中高级管理者的访谈资料。首先进行案例内分析，然后进行跨案例分析。在跨案例分析时，遵循复制逻辑，反复比较数据验证命题，充分利用数据中可能的新发现，产生有实证效度的理论。当理论达到饱和时，新获得的知识增量变得极小，停止案例资料收集，当反复比较无法进一步改进理论时，停止理论与数据的反复比较。

（三）资料分析结果

1. 基于访谈资料的传染病医院发展战略现状分析

在输入访谈资料后，对传染病医院现状、战略调整、战略联盟、医院资源、动态能力、核心竞争力有关的内容和事件逐一编码。完成对所有材料的编码后，运用 QSR Nvivo 12 软件对编码进行分类与提炼，分别提炼一级编码与二级编码（表 1）。

表 1　案例质性材料的编码分析表

二级编码	一级编码	参考点
（1）传染病业务萎缩 （2）人才短缺和招聘困难 （3）政府关注和投入不足 （4）硬件条件差 （5）限制传染病医院名称 （6）学科发展的制约因素 （7）病种单一 （8）缺乏综合能力 （9）医院规模小 （10）传染病医院合并 （11）缺乏传染病患者集中管理 （12）运营成本高 （13）盈利能力不足 （14）雇员收入低 （15）医院的激烈竞争	传染病医院现状	79

续表

二级编码	一级编码	参考点
（1）平战结合 （2）发展业务 （3）保持传统优势，发展综合学科 （4）医院转型 （5）干部管理 （6）医疗质量 （7）国际化战略 （8）建立战略联盟 （9）差异化的竞争 （10）创新发展 （11）科研驱动	战略调整	167
（1）联盟单位的关系 （2）医联体建设 （3）医联体问题的对策 （4）战略联盟问题 （5）战略联盟的优势	战略联盟	232
（1）占主导地位的学科 （2）地理位置 （3）资源匮乏 （4）员工满意度 （5）历史悠久 （6）资源分配 （7）人才优势 （8）领导团结 （9）精细化管理 （10）财政补贴 （11）医院规模 （12）医院品牌 （13）政策支持	医院资源	218
（1）应急能力 （2）资源调动能力 （3）主动学习能力 （4）决策能力 （5）战略思维 （6）能够将危险转化为发动机 （7）流程再造 （8）资料	动态能力	67
（1）科学研究能力 （2）学科能力 （3）人才	核心竞争力	85

（1）传染病医院现状

政府重视和投入不足、人才稀缺且引人难留人难、临床综合救治能力欠缺是当前传染病医院发展的主要困境，这与相关文献报道的传染病医院发展的制约因素相类似。

（2）战略调整

大多数传染病医院管理者已意识到传染病业务的萎缩，开展医院转型，在做精传染病专科的基础上，加快发展综合学科，从而保障传染病患者得到内科、外科、妇科、儿科多学科的诊疗。此外，传染病医院还主要从扩展诊疗业务、保持传统优势发展综合学科、实施人才引进战略等方面加大改革力度。

（3）战略联盟（医联体）

为更好地发挥三级医院专业技术优势及带头作用，中国大力推进区域医联体即医疗联合体建设。作为战略联盟的一种形式，8个案例的医院均实施了医联体建设，并且具备了方便患者转诊和会诊、便于医务人员进修学习、带动学科和业务发展、合作开展科学研究、资源共享、扩大朋友圈、优势互补等方面优势。但质性访谈资料分析总结发现当前医联体建设仍然存在缺少实质性互动关系、利益分配混乱、向下转诊难、人员管理不规范、同质化和信息化困境、政策支撑不足、观念上容易产生误解等问题，需要在充分的沟通交流基础上，明确建设目标和步骤，实现合作共赢。进一步完善双向转诊制度和畅通转诊渠道，不断争取政府和政策支持。打破体制机制阻碍，加强服务同质化和信息互联互通。

（4）医院资源

医疗水平、科研能力、医院规模、优势学科、财政补贴程度、核心科室建设、公立医院政策支持、医院文化、医院品牌、医院地理位置等都是传染病医院重要的优势资源。

（5）动态能力

8个案例访谈结果表明应急能力、资源调配能力、决策能力、战略思维、主动学习、化危为机能力、绩效杠杆、流程再造是传染病医院动态能力核心要素。考虑到应急能力是传染病医院动态能力最重要的指标。本研究运用SWOT分析方法，立足新型冠状病毒感染疫情背景，着重对传染病医院动态能力最重要指标——应急管理能力进行内部因素、外部环境分析，最后提出针对性提升策略。具体如下。

①优势（Strengths）。一是传染病医院坚持"平战结合"发展战略，设置符合传染病消毒隔离标准的传染病隔离病房，部分医院还建有符合标准的负压病房。二是传染病医院传染病专科特色优势突出，具有一定的影响力。三是经过了历次新发重大传染病疫

情后，传染病专科医院的应急管理经验较综合性医院相对丰富。最重要的是，传染病医院领导层越来越重视科学研究工作，如上海市公卫中心能在32小时内完成COVID-19全基因序列测定，得益于其拥有全球顶尖的研究队伍和高端的科研平台，具有强大的未知病原体发现、鉴定能力和对预防储备技术的研发能力。

②劣势（Weaknesses）。传染病专科医院综合学科实力较弱，重症医学、呼吸专业的医护人员储备不足。只有少数传染病专科医院开设呼吸科和重症医学科，缺少相关专业的知名专家和人才梯队建设，导致仅靠传染病医院体量难以承担大规模的新型冠状病毒感染的临床救治工作。

③机遇（Opportunities）。新冠疫情发生以来，各地政府出台加强公共卫生应急体系建设的方案，传染病医院将迎来新一轮的发展机遇，以上8家医院均获批大规模的新增基建项目。在新冠疫情期间，全社会形成合力，共同抗击疫情，具有超强的凝聚力。传染病定点医院接收了大量的社会捐赠的医疗物资、生活物资。一方面，有效补充了应急物资，让奋战在一线的医务人员感受到全社会的关心关爱；另一方面，医院品牌影响力进一步提升。

④威胁（Threats）。上海市和重庆市的人口超过2500万人，以中国武汉的疫情规模作为参照，目前缺少大体量的应急医学中心。如收治患者大量增加，有限的定点传染病医院将面临患者容纳量、工人人员住宿空间、医护人员数量、医疗救治能力等方面难以应对超大规模公共卫生事件的困境。

针对以上分析，提出相应策略如表2所示。

（6）核心竞争力

虽然传染病专科医院普遍还没有完全走出困境，但是传染病医院的领导们都重视发展自身的核心竞争力。与综合性医院相比，传染病医院的核心竞争力主要在于传染病专科特色、科研能力和专科人才。

表2　传染病医院应对新型冠状病毒感染的应急管理策略SWOT矩阵

	优势（S）	劣势（W）
机会（O）	SO战略 1.发挥传染病专科优势，积极应对疫情，主动承担政府赋予的应急医疗救治任务。 2.加强宣传工作力度，报道抗击疫情中的感人事迹、救治亮点，快速提升医院品牌影响力。 3.发挥科研优势，开展病原体鉴定、药物和疫苗研发、病毒溯源的研究	WO战略 1.市级层面派驻医疗救治前方工作组，提升综合应急协调能力。 2.抽调公共卫生与临床专业人员组成市级专家组，指挥临床救治工作。 3.针对重症、危重症病例，抽调市级医院重症医学专家团队和护理团队整建制、组团式进驻

	优势（S）	劣势（W）
威胁（T）	ST 战略 1. 发挥专业团队的力量，快速开展新型冠状病毒感染的科研攻关。 2. 加快医院基础设施建设，做好应对更大规模疫情的空间和技术储备。 3. 构建 5G 智慧医疗服务体系，缓解医护人手不足，避免院内感染	WT 战略 1. 完善应急管理制度，加强培训，提升医院管理团队的应急管理能力。 2. 保持新发重大传染病应急核心人员团队的稳定，培养公共卫生应急管理人才、核心医疗和科技人才。 3. 对一批抗疫表现突出的人员进行火线提拔，激发斗志

2. 构建传染病专科医院发展战略模型

基于以上案例分析结果，产生了以下几点命题。

命题 1：拥有较多优势资源的传染病专科医院，更有可能获得竞争优势。

命题 2：拥有良好的医院文化、科研能力、人才资源，具有医疗特色的传染病专科医院，更有可能具有核心竞争力。

传染病专科医院的有形资源包括地理位置、医院规模和设备设施、财政补贴。无形资源包括优势学科、医院品牌、医教研管水平。

一方面，在地理位置方面，8 家传染病医院中除上海市公卫中心、遵义四院、重庆市公卫中心处于城市郊区之外，其他传染病医院均位于市区或距地铁站、火车站较近的位置。上海市公卫中心地处上海市远郊，建设初期由于远离市区且周边交通配套较少，职工上下班出行和患者就诊非常不便，一度成为劣势。但是这种影响随着城市化发展而减弱，专科特色不断吸引着全国各地患者。另一方面，就重点发展科研而言，在远郊的医院有足够的空间建设高等级生物安全实验室，地理方面的劣势正在逐步转化成新一轮优势。遵义四院新院区虽然也远离市区，但离高铁站较近，在进行新型冠状病毒感染收治时，劣势也转变成了优势。

在医院规模和硬件设施方面，上海市公卫中心在现有传染病医院规模中占地面积最大，负压病床最多，在此次新型冠状病毒感染收治中规模和硬件的优势凸显。遵义四院和无锡五院已迁址新院区，医院规模有所扩大。奉贤区古华医院和浦东新区传染病医院现有的医院规模和硬件设施相对落后，一定程度上限制了医院发展。

在财政补贴方面，8 家传染病医院中有 7 家为差额财政补贴，财政补贴占业务收入的 20%～40%，遵义四院是全国为数不多的全额财政拨款的传染病专科医院。虽然传染病专科医院的财政补贴已高于其他综合性医院，但因为其自身造血能力较弱，医疗收入不足，财政补贴仅能保证员工工资，仍处于负债经营阶段。

从各医院拥有的无形资源分析，传染病专科医院优势学科多集中在肝病、结核病、艾滋病为主的内科学（传染病）学科，虽然有的医院已设置传染病患者外科诊疗的学科，但均没有形成优势特色。传染病医院转型应在保持传染病优势学科基础上，进一步建设综合学科，以更好地为传染病患者的救治提供保障。

在自我发展方面，人才建设是医院核心竞争力的源泉。通过访谈，各医院领导对此已形成共识，往往有领军人才带动整个学科的案例。如浦东新区传染病医院前任院长，带动了医院中西医学科发展，推动了医院整体发展；上海市公卫中心党委书记是艾滋病专业的全国领军人才，带领艾滋病专业在全国占据领先地位；重庆市公卫中心分管科研的副院长带动了医院科研迅速提升，取得了丰硕的科研成果。

综合以上分析，以上海市公卫中心为例，该医院在现阶段仍是全国占地面积最大的传染病专科医院，设备设施相对完善，传染病的科技影响力进入全国前十位，拥有多次成功应对重大传染病的应急经验，具有一定的竞争优势。反之，传染病医院的发展受医院规模、硬件设施、学科发展、人力资源方面的限制。

医院文化是核心能力的关键，参与访谈的8家传染病医院都有各自的医院文化，独特的愿景、使命和价值观，但并不代表一定能够形成竞争优势，只有具有相应特色的医院文化才能形成具有竞争优势的核心竞争力。案例中的重庆市公卫中心的医院文化与红岩精神的革命斗争精神相结合。上海市公卫中心的核心价值观是"仁德、奉献、创新、卓越"，要求打造"世界领先、具有感染特色"的传染病医院，具有超强的"机动能力、综合能力、研究能力"。

综上所述，根据 Barney（1995）的提出的资源基础理论的 VRIO（Value，Rarity，Imitability and Organization）观点，资源可以通过内部组织结构调整转换成竞争优势。我们的研究支持了这个观点。

命题3：拥有较强动态能力的传染病专科医院更有可能具有竞争优势。

应急管理能力：应急能力是传染病医院专业技术水平的综合体现。传染病医院的应急指挥需要具备及时的信息收集分析和疫情预警评估能力，高效地组织动员能力和快速调整应变能力。上海市公卫中心是公共卫生医疗救治体系的重要组成部分。作为此次上海市新型冠状病毒感染成人确诊病例定点收治医院，其全员积极响应，立即启动应急预案并进入全院紧急状态，全力做好应对新型冠状病毒感染的集中收治工作以及疫情防控相关工作。

资源调配能力：传染病应急保障能力主要包括各种应急物资、抢救药物和设备的准备、选购、调拨和征用工作，如负压病房、备用病房、应急储备楼、隔离病区等场地建设，以及呼吸机、高通量氧疗仪、体外膜肺氧合（Extracorporeal Membrane Oxygenation，ECMO）、连续肾脏替代疗法（Continuous Renal Replacement Therapy，CRRT）等相关救治设备采购及分配流程，保障传染病救治工作的正常开展。

主动学习能力：传染病不断变异的特性，对传染病医疗机构提出的越来越多的要求。受访者普遍认为，通过医联体间的学术交流、技术合作、人员培训和进修是一种非常好的学习途径，各成员单位可以在平台上互相学习、取长补短。

战略决策能力：在动态环境下，通过收集信息与感知风险、重构战略决策目标、配置支持性的资源，实现动态能力和医院绩效的提升。如访谈中有上海市公卫中心领导认为"动态能力涉及医院的方方面面，决策正确与否是反映动态能力的最主要指标"。此外，尽管许多访谈领导第一次知晓"动态能力"的理论，但是一系列管理实践验证了战略决策能力与动态能力的关系。

化危为机能力：新冠疫情是一场改变世界的大灾难，给世界政治、经济带来了巨大的影响，但对于传染病专科医院来说，无疑是一次展示救治能力的最好时机。上海市公卫中心院长提出"不能浪费任何危机，抓住机遇补短板。医院在往好的方向发展，是有危机，也有机遇"。盐城二院的院长认为"单位管理突发事件的处置能力，突发疫情后如何应急处置。我们要把危机变成机遇，这就是动态能力调整"。

组织流程再造：动态能力理论认为公司需要不断地进行战略拟合，存在于战略与组织架构、战略与流程之间。业务流程再造是动态能力的外在表现。奉贤区古华医院的医院领导认为，不同级别的医院有不同医院的管理模式，二级医院虽然在硬件设施和人才方面较三级医院弱，但可以通过针对医院人文环境，诊疗流程服务改善、信息化建设的等流程改造来提高服务效率。

陈婷等（2017）提出了大型公立医院动态能力发展策略是关注无形资产的 VRIN（医院文化和品牌）、重视发展潜力（学习能力、培训能力、科研能力和创新能力）和提升能力效率，并通过优化管理流程和资源协调能力，提升应对医疗行业内外部快速变化的能力。本研究支持这个观点，以最考验传染病医院动态能力的应急工作为切入点，从应急指挥、资源调配、主动学习、组织流程再造，从而实现了传染病医院转危为机。本研究拓展了前人的研究成果，在此提出了之前医院动态能力研究所忽视的应急管理能力。

命题4：坚持传染病专科特色并发展综合学科的传染病专科医院，更有可能尽早摆脱生存困境。

研究发现，在这8家传染病专科医院中，发展战略调整中可分为以下几类：第一类，以上海市公卫中心和重庆市公卫中心为代表的传染病专科医院，较早开展转型，实现了快速发展。上海市公卫中心为了满足综合型医院的临床布局，在建立初期就从人才引进、学科布局等方面逐渐开展综合业务。近几年将医院发展战略调整为"以传染病综合救治为特色的研究型医院"，明确要以综合性医院发展为目标，在不断做大综合学科、做强传染病专科的同时，鼓励开展临床和基础科学研究和科研创新等。重庆市公卫中心的发展战略从"大专科、小综合"到"大专科、中综合""大专科、精综合"进行调整。在具体措施上，通过开设综合性院区，有效缓解了传染病患者的综合性就医服务需求问题。

第二类，以盐城二院、奉贤区古华医院、遵义四院为代表的专科医院，通过扩增传染病业务，传染病医院发展前景向好。盐城二院于1994年挂牌肿瘤医院，虽然肿瘤医院与综合医院还有一定差距，但在发展方向上实现了传染病和肿瘤并齐发展。奉贤区古华医院于从1995年开始，将奉贤县传染病专科医院更名为奉贤区古华医院，突破了传染病专科限制，发展小综合。并在区卫健委的政策扶持下，逐步形成传染病、老年护理、体检业务"三驾马车"发展格局。遵义四院于2010年转制到地方，政府对它的要求是发展传染病专科。但由于基础落后，处于传染病专科不专、综合学科不强的困局，医院最终根据自身实际采取"大综合、强专科"发展战略。

第三类，以哈尔滨六院和上海市浦东新区传染病医院为代表的传染病专科医院，转型较慢，医院发展阻力相对较大。哈尔滨六院转型较晚，其连年亏损，中长期发展战略不连续。2018年后，该院做出了"精专科，发展综合"的战略调整，争取扩大影响力，成为哈尔滨市的艾滋病收治定点医院。并加强综合科室建设发展，将医院冠名更改哈尔滨市第六人民医院，增挂第三冠名"哈尔滨市公共卫生临床中心"。浦东新区传染病医院一直致力于发展大专科，但目前战略调整尚未取得大的成效。2003年，该院加入上海中医药大学曙光医院集团，战略调整往中西医结合转型，中医团队得到加强；在横向上和疾病控制中心合作，做到医防结合。

命题5：成功完成新发重大传染病应急任务的传染病专科医院，更有可能获得政府的大力支持。

在新型冠状病毒感染疫情防控救治中，相比其他医院，传染病医院是"疫区就是战场"，在应对新发重大传染病疫情中发挥了重要的作用。目前国家正在逐步加大传染病的防控工作，在各地传染病医院完成新型冠状病毒感染收治任务以后，政府对传染病医院的定位有了更高的重视，甚至可能将传染病医院作为战备医院的长期战略。案例中的8家医院中已有7家明确获得当地政府的批准，进行新建或扩建院区、改善硬件设备、增加床位，传染病医院迎来了一次百年一遇的发展契机。

命题6：重视科技创新和科技成果转化能力的传染病专科医院，更有可能在医疗领域中保持领先地位。

科技创新能力是提升医院核心竞争力的核心战略要素和重要引擎。从8家传染病医院的案例中可以看出，上海市公卫中心是一家以科研驱动的研究型医院，重庆市公卫中心和无锡五院近年来科研能力稳步提升，其他传染病医院科研起步较慢，案例中的2家区级传染病医院科研基础薄弱，但是医院的领导层已开始认识到科学研究的重要作用，对科研能力建设不断重视。最值得关注的是上海市公卫中心的科技转化工作，科技成果转化连续四年位列公立医院前茅，实现了科学研究辅助支撑临床决策和医院运营的双重作用。

通过以上分析，构建了动态能力视角下，在快速变化环境下传染病医院发展战略模，如图1所示。

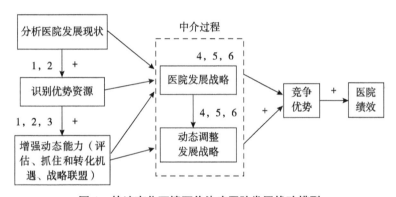

图1 快速变化环境下传染病医院发展战略模型

以上6项命题着重描述了医院高层管理人员如何在快速变化环境下制定发展战略的过程。例如，医院高层管理人员首先需要分析医院发展现状，从中找到困境、优势资源及核心竞争力（命题1、命题2）。然而，传染病医院的发展受国家政策、政治、经济、社会等外环境的影响，在此背景下，需要通过整合、构建、重新配置内外部的资源以应对快速变化环境，也就是要增强医院的动态能力（命题3）。

其次，传染病医院发展战略要坚持传染病专科特色，并发展综合学科，这样更有可能尽早摆脱生存困境（命题4）。传染病医院发展综合学科，不仅可增加业务收入，还可为传染病患者提供综合救治保障。另外，传染病医院要坚持"平战结合"功能定位不能动摇，这样在成功完成新发重大传染病应急任务后，更有可能获得政府的大力支持（命题5）。

最后，当大多数传染病医院还在争取"二类机构、一类保障"的政府支持时，通过重视科技创新和科技成果转化能力的传染病专科医院，更有可能在医疗领域中保持领先地位（命题6）。

四、讨论

本案例研究以动态能力理论为视角，结合战略联盟理论，整体地剖析中国传染病专科医院生存现状和发展战略，具体分析医院现状、资源、核心竞争力、动态能力，战略联盟（医联体）的优势、问题及对策，最后总结传染病专科医院战略发展路径。

考虑到研究结论的普适性，我们所研究的医院选择8家传染病专科医院，其中2家是直辖市传染病医院，4家是地市级传染病，2家是区县级传染病医院。其所在的地区经济发展水平不同，拥有完全不同的资源，这对我们的研究提供了不同视角。具体制定以下战略路径。

第一，各传染病医院管理层深刻地认识到发展困境，面临的共性问题主要是政府重视和投入不足、人才短缺且引进困难、综合学科能力欠缺、传染病业务萎缩带来的医院运营艰难问题。

第二，在厘清发展困境以后，从优势学科、地理位置、财政补贴和政策支撑、医院规模和硬件设施、医院文化和医院品牌、科研实力、管理水平、应急能力分析各传染病专科医院的医院资源，找出优势资源、稀缺资源和核心竞争力。

第三，在此基础上，进一步重点分析传染病医院如何发展动态能力。医院的动态能力主要包括应急能力、调配资源的能力、主动学习能力、战略思维和决策能力、化危为机的能力、绩效杠杆和和流程再造的能力。我们还发现与其他医院或机构相比，应急能力是最重要的动态能力，是检验传染病医院综合能力的最重要指标。

第四，基于目前传染病医院的发展困境、优势资源、核心竞争力、动态能力现状，医院管理层需要进行相应的发展战略调整。传染病医院要坚持"平战结合"的发展战略不动摇，这是政府给予传染病医院的功能定位。因此，保持传染病专科优势发展综合学科是各传染病医院普遍认同的发展策略，可为传染病患者提供一站式的诊疗服务。但有些区级传染病医院由于医疗执业许可的限制，难以发展外科等其他综合学科。在此背景下，医院领导层需要选择差异化竞争策略，积极拓展非临床科室的其他业务，如发展体检业务、医养结合、药物临床试验，以补充医疗运营收入。此外，医院的可持续发展离不开学科和人才的培养，所以传染病医院高度重视大力引进学科带头人和培养本土人才，包括专业技术人才和管理干部的培养。在发展过程中，8 家传染病医院均建立或参与了战略联盟（医联体），成为医院自救的一种方式。最后，科研驱动和创新发展是更高层次的发展策略，是医院提升学术地位的必由之路，生物医药产业化的发展也是未来财富创造的源泉，传染病专科医院要真正摆脱弱势地位，必须将科技创新放在重要位置，通过不断创新而获得竞争优势。

第五，值得注意的是，我们发现在传染病医院发展战略中，战略联盟（医联体）的效果并没有达到理想中的效果。已有的研究提出战略联盟也是一种动态能力，是一种灵活的在合作伙伴公司转移有效知识和产生资源组合的方法，既有助于组织发展发现新机会的能力，也有助于发展现有资源的重新配置或扩展能力。事实上，联盟一旦得到妥善管理，并具有明确的结构和目的，就可以帮助企业实现可持续的竞争优势（Mamédio et al.，2019）。本案例中的 8 家传染病医院都积极加入了医联体，医联体的初衷在于方便医联体内的患者转诊，便于成员单位间进修学习、互相交流、共同开展科学研究，实现资源共享、优势互补、扩大朋友圈的目的。但是在医联体建设过程中并没有实现预期的效果，普遍缺少实质性互动；患者转诊"上转容易、下转难"；由于政策因素、利益分配问题，不同医院资源无法实现同质化管理，也会产生"谁来领导谁"的误解。因此针对传染病医院医联体存在问题，我们提出以下对策：争取政府支持、明确建设目标和步骤、加强服务同质化和信息互联互通、完善双向转诊机制和渠道，从而进一步增强交流，实现合作共赢。从部分传染病医院的实际诉求来看，他们希望医联体成员单位之间的关系像"两条线、两个家、亲兄弟"的关系，大手牵小手，一方面，发展比较好的医院对相对弱势的医院进行业务指导以帮助其快速发展；另一方面，相对弱势的医院不能因为目前医院发展现状欠佳，就盲目和综合性医院合并，仍要坚持自身特色优势，依靠医联体的支撑，独立运营和发展。

第六，已有研究中未能有效解释传染病医院在多变环境下的资源重构、获得竞争优势的过程。本研究提出在动态能力视角下，构建了传染病医院在快速变化环境中发展战略的理论框架，对传染病医院构建高绩效战略进行路径阐释，丰富了动态能力理论和医院战略研究。案例研究证实，拥有较多优势资源的传染病医院，更有可能获得竞争优势。拥有良好的医院文化、科研能力、人才资源，具有医疗特色的传染病医院，更有可能具有核心竞争力。具有较强动态能力的传染病医院更有可能具有竞争优势，竞争优势是动态能力的具体表现。坚持传染病专科特色并发展综合学科的传染病医院，更有可能尽早摆脱生存困境。成功完成新发重大传染病应急任务的传染病医院，更有可能获得政府的大力支持。重视科技创新和成果转化能力的传染病医院，更有可能在医疗卫生领域中保持领先地位。

第七，本案例研究结果还表明在传染病医院的发展过程中，政府行为起到了至关重要的作用。2008年以来，中国进行了新一轮卫生体制改革，传染病医院在通过自身改革和提高核心竞争力的同时，只有争取政府的支持，才能缓解运营的压力，这是因为政府有权选择医院的建设地址。2003年，SARS疫情发生后，部分传染病医院搬迁至远离城市的郊区。由于地处偏远，生活服务设施不全，交通不便，患者就诊极不方便，多年积累的患者群流失。医保政策限制、药品和耗材的零差价政策、医疗服务定价偏低、归口管理不严等政府政策因素，对传染病医院产生重大影响。相对政策的限制，政府投入也明显不足。虽然被列为公共卫生体系的重要组成部分，但大多数传染病医院无法享受相关政策补偿。许多传染病医院连年亏损，生存难以维持。一些医院甚至被迫放弃传染病专科业务，靠市场化经营所获取的资金来改善医院生存条件，减弱了传染病医院的公共卫生应急职能履行。疫情在给传染病医院带来考验的同时，也带来了巨大机遇，各地政府对传染病医院进行了新一轮的改革建设。但值得注意的是，扩建后的传染病医院未来的持续发展，需要建立长效的政府政策机制；否则，刚走出困境的传染病医院可能又将重回新冠疫情发生前的困境。

参考文献

［1］ADAMS P R. Making strategic alliances work in the healthcare industry ［J］. Journal of Medical Marketing，2001，1（3）：252–265.

［2］BARNEY J B. Firm resources and sustained competitive advantage ［J］. Journal of Management，1991，17：99–120.

［3］BARNEY J B. Looking inside for competitive advantage ［J］. Academy of Management Perspectives，1995，9（4）：49–61.

［4］CHU H L，CHIANG C Y. The effects of strategic hospital alliances on hospital efficiency ［J］. The Service Industries Journal，2013，33（6）：624–635.

［5］MAMÉDIO D，ROCHA C，SZCZEPANIK D，et al. Strategic alliances and dynamic capabilities：a systematic review ［J］. Journal of Strategy and Management，2019，12（1）：83–102.

［6］TEECE D J，PISANO G，SHUEN A. Dynamic capabilities and strategic management ［J］. Strategic Management Journal，1997，18（7）：509–533.

［7］WANG C L，AHMED P K. Dynamic capabilities：A review and research agenda［J］. International Journal of Management Reviews，2007，9（1）：31-51.

［8］WHO. WHO Coronavirus（COVID-19）Dashboard［EB/OL］.（2022-06-30）［2023-06-27］. http：// covid19.who.int/.

［9］WINTER S G. Understanding dynamic capabilities［J］. Strategic Management Journal，2003，24（10）：995-997.

［10］陈婷，闵锐，乐曲，等. 健康中国建设背景下大型公立医院动态能力初探［J］. 中国医院管理，2017，37（6）：1-4.

［11］国家卫生健康委员会. 中国卫生健康统计年鉴-2021［M］. 北京：中国协和医科大学出版社，2021.

［12］姬郁林，彭远慧. 用动态能力理论剖析和培育医院持续竞争优势［J］. 现代预防医学，2018，35（21）：4179-4180.

［13］疾病预防控制局.（2021）.2020年全国法定传染病疫情概况［EB/OL］.（2021-03-12）［2023-06-25］. http：//www.nhc.gov.cn/jkj/s3578/202103/f1a448b7df7d4760976fea6d55834966. shtml.

［14］焦豪. 双元型组织竞争优势的构建路径：基于动态能力理论的实证研究［J］. 管理世界，2011（11）：76-91.

［15］刘文生."这路子不对"：传染病防控体系建设思与辨［J］. 中国医院院长，2020（11）：46-49.

［16］万晓文，石应康，杜陵江. 医院战略联盟绩效影响因素分析及评价模型［J］. 华西医学，2012，27（7）：1085-1090.

［17］王利明. 价值链管理与战略联盟［J］. 山西财经大学学报，2001（6）：52-53.

［18］王璐，郭默宁，巩曼雅，等. 首都传染病救治体系规划建议［J］. 北京医学，2021，43（9）：933-935.

［19］魏林玲，鲁翔，杨永峰，等. 江苏省传染病专科医院现状调查及问题分析［J］. 中华疾病控制杂志，2011，15（12）：1071-1074.

［20］魏强，陈蕾. 国内外传染病医院转型发展现状分析［J］. 国外医学卫生经济分册，2017，34（3）：113-114.

［21］徐俊华. 结合公立医院改革探索传染病医院发展之路［J］. 中国卫生产业，2014，11（35）：59-60.

［22］杨谢菲. 扬州市传染病医院现状与发展对策［J］. 江苏卫生事业管理，2010，21（1）：97-98.

［23］张延锋，刘益，李垣. 国内外战略联盟理论阐释评述［J］. 科学学研究，2003（1）：75-79.

［24］张营，王玉文. 新医改形势下传染病医院发展的困境与应对［J］. 航空航天医学杂志，2017，28（12）：1506-1507.

组织文化的整合与重构：一所中国重组医院的案例研究 *

伍卫 ①　Nelson António ②　夏卫东 ③　赵棣 ④　李容林 ⑤

① 伍卫，中山大学孙逸仙纪念医院

② Nelson António，葡萄牙里斯本大学学院教授

③ 夏卫东，美国佛罗里达国际大学教授

④ 赵棣，南方医科大学卫生管理学院教授

⑤ 李容林，中山大学附属口腔医院 EMBA 硕士

摘要：医院重组是组织变革的一种形式，医院重组后不可避免发生组织文化整合问题。本文采用定性研究方法，对一所有 10 年历程的中国重组医院进行案例研究。结果显示：①医院重组后的主要存在问题是资金缺乏与人的问题。重组结果是积极的。②医院重组初期的组织文化特点是松散，缺乏凝聚核心。重组成功后，人们会慢慢顺从或适应、支持和拥护。③医院重组经历了新奇期、文化震荡期、文化适应期以及稳定状态期。全程历时至少 8～10 年，其中文化震荡的高峰期出现在重组后 2～5 年（历时约 3 年）。重组医院发生发展过程与组织文化密切关联，相互影响，相互促进。

关键词：组织文化；医院重组；中国医院；案例研究

Thesis Title：Construction and Integration of Organizational Culture：A Case Study on the Restructuring of a Hospital in China

Abstract：Hospital reorganization is a form of organizational change，along which

---

* 伍卫为南方医科大学与葡萄牙里斯本大学学院联合公共卫生政策与管理 2010 级博士；Nelson António 为该论文的指导教授。

organizational culture integration is an inevitable issue. This study presents a case of a 10-year restructuring of a hospital in China through qualitative research methods. The findings indicate that： a）The main difficulties during the reorganization of the hospital were the lack of funds and problems with people but， finally， the restructuring results were positive； b）The organizational culture at the initial stage of hospital reorganization was characterized by looseness and lack of cohesion. After the successful reorganization， people tended to slowly adapt to， support， and embrace it； c）Hospital reorganization went through a curiosity period， a culture shock period， a culture adaptation period， and a steady period. The whole process lasted at least eight to ten years， and the peak of cultural shock occurred in the two to five years after the reorganization with a duration of around three years. The main conclusion of the study is that the occurrence and process of hospital reorganization are closely related to organizational culture by mutual influence and promotion.

Keywords： organizational culture， hospital restructuring， Chinese hospital， case study

一、引言

随着现代信息技术快速发展，全球化竞争显得越来越明显。一个组织只有通过不断变革、创新、跨越、再生，才能实现可持续发展。企业重组是众多组织变革中的一种形式，其目的是提高创新能力和竞争力，适应生存与发展的需要。企业重组主要整合的项目包括产权重组、业务流程重组、战略重组、资金重组、结构整合、人力资源整合、文化整合等。

自 20 世纪 90 年代初，企业重组的概念也引入中国。同行业企业重组是做大做强一批企业的重要方式，也是实现资源优化配置的有效途径（李善继 等，2003）。同样地，在中国，重组的组织变革方式不仅仅发生在企业或营利性组织，也发生在公立性组织或非营利性组织，尤其是应用于公立医院重组，其方式包括合并、兼并、联合以及集团化。

在中国，随着医药卫生事业发展，近 20 多年来，中国利用各种资源重组医院方兴未艾，正在不断形成与发展中。尽管早期公立医院重组经验不足，导致出现一些公立医院重组后政府资金支持渠道不明确的现象，直接影响一些重组医院的生存与发展。然而，随着国家社会经济发展以及区域政府对重组公立医院的认识和需求增加，政府将会在社会经济不断发展的条件下逐步理顺医院重组后遗留的系列问题，加大政府对公立医院的资金投入。

医院重组后面临外部环境与内部环境的根本性变化，出现不少问题与矛盾，将直接制约医院的生存与发展。在中国，尽管医院重组一般有其较为明确的战略整合、组织整合、人力资源整合目标，甚至资金方面也会得到一定的支持，但是，医院重组后生存与发展仍然遭遇很多管理上的问题。其中，不可避免的深层次管理问题是组织文化整合。可以说，组织文化整合是医院重组是否成功的关键因素。随着医院重组后的快速发展，文化整合显得越来越重要。（关兵 等，2005；晏波 等，2001；范征，2000；潘爱玲，2004）。

本研究通过对一所有 10 年历程的中国重组医院进行单案例研究，深入观察与分析医院重组的过程及主要存在问题、医院重组初期的组织文化特点、重组医院文化整合与重构的过程以及医院重组 10 年后形成的新组织文化特点。初步探讨组织文化整合与重构对中国重组医院生存与发展的影响及意义。

二、案例展示

（一）案例背景

本研究观察与分析的这所重组医院（F 医院）位于中国南方某沿海地级市，环山临海，环境幽静。医院总占地面积为 22 万平方米，医疗建筑面积为 14 万平方米，具有欧陆建筑风格的门诊大楼、住院大楼、医技大楼、肿瘤大楼，具有充足的可持续发展空间。

F 医院的前身为当地政府 1992 年开始筹划建设的原市医疗中心，是当时市十大重点工程之一，其建设目标是成为全亚洲最大的医疗中心。20 世纪 90 年代末及 21 世纪初，随着中国社会主义市场化的不断发展，中国公立医院亦尝试着进行产权改革。由于地方政府投入不足，属于差额补贴的公立性非营利性医院的原市医疗中心也面临经费来源困难、主体工程无法完成建设、发展受阻的困境。2001 年，当地市政府探索公立医疗资源重组、推动公立医院结构布局优化调整，与大学合作，以进一步提升地方城市和大学的核心竞争力、造福本区域及周边地区人民为目的，先行先试。2001 年 6 月，当地政府将原市医疗中心建设用地及其人、财、物全部移交中国南方某著名大学，组成新的综合性大学附属医院（F 医院），按三级甲等医院标准规划设置，承担医疗、科研、教学、预防、康复与人才培养等工作。2001 年 6 月重组后，F 医院继续完成原来搁置的各栋大楼的建设，于 2002 年 8 月试运行，于 2002 年 12 月正式运行。

（二）医院重组内容

1. 管理归属

医院重组后，F 医院的管理归属从地方政府卫生局转变为所属大学，完成这个过程大约经历 1 个多月的时间。F 医院为大学直属附属医院，仍然属于事业单位编制，是公立性非营利性医院、独立事业法人单位。F 医院的上级行政管理归属大学，F 医院领导层由大学任命，职工准入标准、住院医师规范化培训标准、专业技术职务晋升标准、学科建设、人才培养、医院管理（例如，人力资源管理、医疗管理、财务管理、设备管理）等各方面均需要参照所属大学的相关规定执行。按照中国医疗卫生管理有关政策规定，F 医院的医疗卫生行业管理仍然归属所属市卫生局。

2. 财务归属

在中国，作为事业单位编制的公立性非营利性医院，其管理归属与财务归属可以分属不同部门，尤其是大学附属医院。重组后的 F 医院也不例外，其管理归属与财务归属并不一致。医院重组当年，医院的管理归属很快厘清并实现了大学对 F 医院的全面管理。但是，直至 2013 年 8 月，F 医院的财务归属仍未能明确。因此，重组后的 F 医院一直缺少政府的常规性财政支持，其资金来源只能依靠医院自身医疗业务收入和银行贷款。

3. 组织结构重组

F 医院重组后，医院规模明显扩大，医疗技术水平明显提升，综合性医院的医疗服务能力明显增强，医院影响力与辐射力也逐步增大。就诊患者的数量不断增加，病种不断增多，尤其是重大病、危重病、疑难病的患者数量不断增加，因此，F 医院的学科（或专科）划分会更加规范与细化。

医院重组后，F 医院以学科建设为导向，重新调整学科结构，实现医院资源再配置。F 医院的临床学科（或专科）组织架构从原来的以几个基本二级学科为主上升为建立较为全面的二级学科，并在此基础上建立及发展三级学科。

医院重组后，F 医院不但医院整体规模扩大，而且医院行政管理职能部门需要同时与大学及属地政府相应的管理部门接轨。因此，行政管理组织架构与职责也更加明确与细分，需要从原来的较为单一的医疗组织管理架构上升为以医疗管理为主导，同时兼顾教学、科研、学科建设与人才队伍建设等方面的组织管理架构。

4. 人力资源重组

成为大学附属医院后，F医院对在职医务人员以及接受新医务人员准入标准的学历学位以及业务能力要求明显提高，从原来的仅仅单一考虑医疗服务能力上升至需要考虑其在医疗、教学、科研等方面的综合发展潜力。成为大学附属医院后，晋升高级专业技术职务往往需要医务人员在学历学位、医疗、教学、科研方面同时进步，使F医院医务人员的晋升难度增加。但是，由于晋升高级专业技术职务不再论资排辈，使年轻医务人员的晋升机会反而更多。成为大学附属医院后，F医院对医院领导以及临床科室或职能部门主任（科长）学历学位、专业能力、管理能力的要求也明显提高。

5. 发展战略重组

医院重组后，F医院领导层需要考虑医院的生存与发展能力再建设。F医院依托大学资源与品牌优势，更加重视学科建设和人才培养，医疗服务更加偏重提高诊断与治疗重大病、危重病、疑难病的能力，重视引入新设备、新技术、新服务，重视医院医疗、教学，以及科研对所在区域及其周围的影响力与辐射力，重视社会责任和社会影响力。

6. 文化整合

医院重组后，F医院的文化建设需要考虑如何引入所属大学及其医科的优秀文化，如何融合医院属地文化，如何创建适应F医院并具有其自身特色的医院文化。这一过程需要作深入了解和调查研究，需要医院领导作顶层设计，需要医院领导层以及骨干员工工作的文化引领，还需要取得全院员工的普遍共识。因此，文化整合始终贯穿医院重组的全过程，而且，还会继续延续至医院重组后相当长的时期。

（三）医院重组后的主要存在问题

1. 医院财务负担

重组后的F医院资金来源仅能依靠医院自身医疗业务收入和银行贷款，因此，医院重组后财务负担沉重。F医院正式运行后，面对严重的资金压力，偿还贷款的资金能力严重不足，负债率超过50%以上。资金极度短缺，缺乏积累，致使医院财务陷入困境之中，资金链随时都有可能发生断裂。资金严重短缺的结果造成F医院职工的部分福利项目难以兑现，学科建设需要的投入严重不足，仪器设备无法维修、更新或添置。

2. 医院运行成本

F 医院所在城市人口相对较少，拥有的各种医疗机构相对较多，也影响了 F 医院的医疗业务量。例如，2005 年当地城市人口约 140 万人，市区人口约 60 万人，而拥有非营利或营利性医疗机构已达 600 多家，其中三级医院共 4 家，全市医院的病床使用率很低（50%～60%），区域行业内部竞争激烈。

F 医院重组初期，学科正在组建之中，医务人员也正在从全国各地调入之中，医院的知名度并不高，患者对医院缺乏信任，也导致医院业务量明显不足，医疗能力和资源相对过剩。

尽管 F 医院收入偏少，但保障医院正常运行的人员配备、设备配备必须到位，还必须每月按期付给银行利息（约占医院成本支出的 10%以上），导致 F 医院运行成本过高。

3. 医院重组后存在的矛盾

转型期医院快速发展所出现的矛盾是错综复杂的。从原市医疗中心过渡到新的三级大型综合性教学医院，过渡期仅有 1～2 年，全院员工从不足 400 人很快增至超过 1100 人，病床数从不足 300 张很快增至近 1000 张。从医院领导班子、医院管理、科室建制、人员调整、行政与医疗运行的协调、规章制度等都存在严重的不健全和不协调问题，多种矛盾交织、错综复杂。

另外，新医院尚未形成自己特有的组织文化，原市医疗中心留用人员、所属大学以及附属医院新调入人员、全国各地新调入人员之间尚需要相当长一段时间的磨合与融合。

4. 医院重组后人员结构特点

F 医院重组后职工的年龄特点是年轻，全院在职职工年龄 40 岁以下者约占 80%。尤其是医院重组初期，超过 50 岁者不足 2%。新医院员工较年轻，虽然具有活力，但资历浅、经验不足，一旦遇到困难或问题，往往表现出信心不足、易急躁、情绪不稳定。

（四）医院重组 10 年后的发展

与原市医疗中心相比，经过 10 年发展，F 医院在医疗、教学和科研方面有了较大发展，医院规模（包括在职人员、病床数、学科和部门设置、仪器设备配置等）明显扩大，综合实力（包括学科建设、人员学历学位结构优化、人员素质以及能力）明显增强，承担重大病、危重病、疑难病的诊治能力明显提升，医疗业务量增加，医疗服务半径与影响力明显扩大（表1、图1、图2、图3）。

表1　F医院重组前后的各项指标

方面	指标	2001年	2002年	2003年	2005年	2008年	2010年	2012年
在职医生学位构成比	博士学位（%）	1.0	6.3	7.3	9.4	10.3	10.8	12.3
	硕士学位（%）	20.6	18.5	18.6	20.6	34.5	37.5	43.8
医疗	病床使用率（%）	NA	63.8	57.9	66.4	78.5	66.2	77.8
	非本市就诊患者构成比（%）	16.4	16.1	23.4	21.0	31.8	32.0	37.9
教学	实习医生（人）	0	0	30	46	75	56	52
	招收博士/硕士研究生（人）	0/0	0/0	10/13	3/29	5/32	5/30	5/31
科研	厅局级以上科研项目（项）	0	8	18	25	23	20	23
	发表SCI论文篇数（篇）	0	0	1	2	4	6	18

注：①F医院于2001年6月重组，2002年8月试运行，2002年12月正式运行；②NA：未能提供数据；③资料来源于F医院（2001—2012年）。

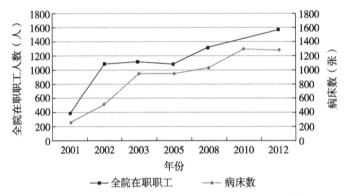

图1　2001—2012年F医院全院在职职工人数及病床数

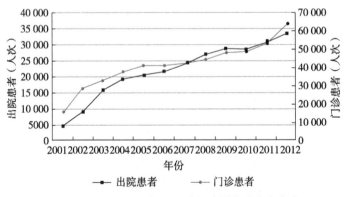

图2　2001—2012年F医院门诊及出院患者人次

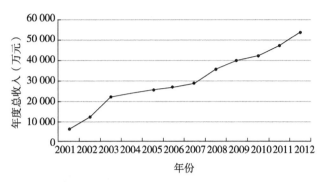

图 3　2001—2012 年 F 医院年度总收入

三、数据收集与发现

（一）数据收集

本研究为描述性案例研究，属单案例分析研究设计，采用定性研究方法。主要从 6 种证据来源收集案例研究资料：参与性观察，文件，档案记录，采访，直接观察，实物证据（Yin，2009）。在本研究设计中，本文主要作者作为参与性观察者进入本研究。

本文主要研究者原来在 F 医院所属大学的其他附属医院工作，为了应对重组医院出现的各种困境，他们于 2005—2015 年先后受命来到 F 医院担任医院主要领导，因而有机会作为参与性观察者深入了解 F 医院的重组历史、发展过程、存在问题和困境以及发展现状，谋划 F 医院的愿景、发展战略以及战略目标，思考与导向了 F 医院重组后的新组织文化构建，亲身经历了 F 医院重组后新组织文化形成的过程以及医院的发展历程。

研究者经常不定期与 F 医院不同工作岗位者（医生、护士、技术员、职能管理人员）、不同技术职务者（高级、副高级、中级、初级），不同行政级别管理者（副院长、科长、主任、护士长）、不同年龄者（25～60 岁）进行不同程度的非结构性开放性访谈。按 2006—2012 年统计，访谈人数超过 150 人。非结构性开放性访谈的主要内容：医院现状与特点、人员特点、医院发展目标、发展战略、医院重组前与重组后的文化特点。

为了进一步深入了解 F 医院的组织文化特点，2013 年 1—2 月，研究者对 8 名 F 医院职工进行了深度的非结构性开放性访谈。这 8 名人员的年龄为 33～60 岁，男性 3 人，女性 5 人，工作岗位分别为医生、护士、行政管理人员。其中，1 人自 1993 年（原市医疗中心时期）到 2013 年 8 月一直在 F 医院工作，5 人自 2002—2003 年到 2013 年 8 月一直在 F 医院工作，2 人自 2004—2006 年到 2013 年 8 月一直在 F 医院工作。

（二）医院重组初期的组织文化特点

1. 医院重组初期的人员结构与特点

无论组建不足 10 年的原市医疗中心还是新重组的 F 医院，其人员都来自全国各地且毕业于不同的大专院校。2003 年，在 F 医院在职总人数中，来源于原市医疗中心的职工占 35.1%。其中在 F 医院的在职医生中，来源于原市医疗中心的医生占 28.8%。

2002—2003 年新进入 F 医院的员工较多，占总人数的 64.9%（729/1124），其中新进入的医生占 71.2%（252/354），以满足医院重组初期尽快全面开展医疗业务的需要。另外，当时新进入的毕业于不同大专院校的应届毕业生也较多，占新进入员工的 48.8%（356/729）。2004—2006 年，F 医院发展不稳定，因而进入的新员工较少（每年不超过 10 人）。2007 年以后，F 医院发展逐步趋于稳定，按计划每年接收 30～40 名新员工。

人员普遍较为年轻是重组后 F 医院职工的另外一个特点。全院在职职工年龄 40 岁以下者约占 80%，尤其是医院重组初期，超过 50 岁者不足 2%。在医院里，30～40 岁以下的人群大多数充满憧憬、满怀希望，有活力、有朝气，以自我为中心的思想很突出，但资历浅、社会阅历浅，缺乏历练，实际经验不足。一旦遇到困难或问题，往往表现出信心不足、易急躁、情绪不稳定。

2. 医院重组初期员工的群体行为特点

员工的群体行为特点往往直接影响组织的稳定与发展（Schein，1994；Robbins，2005）。本研究也观察到，F 医院重组初期，医院内部职工具有某些群体心理与行为特点，造成 F 医院内部极其不稳定，严重影响着 F 医院重组后初期的发展。

（1）期望与现实存在差异

F 医院重组初期，无论原市医疗中心的员工还是后来新调入的员工，都普遍对 F 医院的前景充满希望与信心，期望值过高，对困难估计不足，一旦遭遇困难，马上缺乏信心。不少新调入的员工在原工作单位的发展前景与工作环境并不差，只是不满足已有现状，一心想着到环境秀美的海滨城市、改革开放前沿、名牌大学的附属医院获得更好的发展。然而在新医院需要面对很多困难（包括经济、文化、组织内部的协调）。大学对员工素质、技能的要求一贯以来都较高。很多员工虽然来自国内其他地区的三级甲等医院，但从来没有受到过名牌大学文化的熏陶，缺乏在大学附属医院（尤其是名牌大学附属医院）工作的经历。他们对面临的种种困难准备不足，满腔热情遭遇了实际困境的冲击，同时对战胜困难的信心不足。很多员工心理上很难适应这种环境，心态发生扭曲，行为上表现出急躁、焦虑、失望，甚至信任危机。

（2）人与人之间矛盾突出

F医院重组初期，由于医院短期扩张使新进入的员工剧增，新员工过多，磨合不足，矛盾突出。新员工来自全国各地（例如，中国南方、北方、中部、东部、西部）、各种级别医院（甚至军队、企业、学校的基层医院）、毕业于各大学（不少为一般大学），短期内集中在一起，并集结组建新的科室，各自追求的梦想不相同，面对现实的看法也很不一致，新员工与原市医疗中心员工之间、新员工与新员工之间自然产生一些磨合问题。员工之间缺乏相互了解、相互信任，缺乏有效的沟通，致使员工之间发生激烈的矛盾冲突，甚至发生争吵和打架的现象，严重影响了F医院的整体形象和员工的工作情绪。

（3）对医院的依赖性过强

F医院重组后，原市医疗中心员工与新进入员工对所在医院的依赖性、归属感都很强，在思想上仍定格于医院就是"保险箱""铁饭碗"，对于将要面临的国家事业单位人事制度改革没有足够的心理准备。因此，员工有时会表现出特别依赖医院，"医院是我家，我爱我的家"的理念特别强烈。这种理念与心态有利于促进医院的发展和稳定，例如，员工们会更加积极维护医院利益，在某些方面更加自觉维护医院的整体形象，对医院领导层的要求与监督会更加严格，对上级期望值更高。但是，这种过分依赖思想又会产生不利的一面，当其愿望由于种种原因一时无法实现时，容易表现出失望、浮躁、愤怒和不安，会损害医院利益，造成医院的不稳定。

（4）缺乏认同的组织文化与价值观

F医院重组初期面临的一个大问题是缺乏认同的组织文化，尤其是新员工来自全国各地、各种级别医院和毕业于各大学，个体认知和文化差异很大，在短时间内形成符合F医院特点的组织文化难度很大。在医院重组初期，员工由于缺乏对医院文化和价值观认同，导致医院内部氛围极不和谐，严重影响医院在困难时期的发展。

（5）来自不同地区人思维模式存在的差异

F医院重组后，不少新员工来自中国内地城市，对于中国南方沿海经济特区已经习惯的改革开放思维模式的认识尚存在一定差距，对于新事物和变革认知存在一定误区，使部分新员工对待一些关键问题（例如，如何科学发展医院）的分析思维落后于当前社会发展的步伐，从而在某些行为上出现过激甚至偏差。

（6）来自不同地区人初期合作的特点

F医院重组初期还体现了相互不熟悉且有一定能力的一群人共济一堂合作的特点。一般认为，这种情况下往往会产生相互排斥的效应。但在F医院却展示另一面的优点。中国俗语称："不是猛龙不过江。"从全国四面八方来到F医院的员工，一大批年龄在40岁左右的医疗业务骨干，其中不乏优秀才人。他们之中不少拥有博士或硕士学位、高级职称，甚至是原工作单位的副院长、研究所所长、临床学科主任或副主任，他们有梦想、有追求。为了让他人在短时间内能够尽快了解自己，实现自己来到F医院的目标，他们会尽可能地展示自己的才能，以便获得大家的认可。他们的表现欲往往很强烈，工作热情与积极性高涨，投入工作的时间充足，一般不会太计较工作超时与报酬的关系。经过奋斗，他们的工作能力、责任心、技术水平常常在较短时间内能得到大家的认可，也逐步走向各部门、各学科的领导工作岗位。这样，他们对医院与工作环境的了解、认同日益增加，自信心更加充足，工作更加努力，能力与技术水平更加得到认可，形成良性循环。

3. 重组初期员工抵制改革的主要表现

Palmer等（2006）曾经提及，虽然变革阻力是变革中一个不可避免的主题，但是，值得注意的是，人们并不总是阻碍组织变革。由于变革可能给予人们更好的收入、工作条件、安全感、自我满足以及更高的地位或声誉，因此，人们可能会热情地拥护变革、支持变革。

本研究也观察到，F医院重组开始，员工普遍有新奇感。一系列新目标与新举措确实很吸引人，因而一大批外地员工以及新应届毕业生纷纷加盟F医院。他们充满期望，满腔热情，服从组织安排，积极工作，十分支持医院重组。尽管F医院重组打乱了原市医疗中心不少员工的工作与生活习惯，但大学附属医院的品牌、地位与名誉效应，确实也给他们带来了很大的荣耀，他们也充满期望地支持医院的重组。医院重组开始，大批来自全国各地的新员工加盟F医院，医院的主体建筑（如住院大楼、门诊大楼、医技大楼）相继完工，随后是F医院的试开业运行（2002年8月）以及正式开业运行（2002年12月），当时医院的建设与发展呈现日新月异、欣欣向荣的新景象。这一时期出现在医院重组后的1～2年（2001—2003年）。

但是，随着时间推移，F医院重组后的许多存在问题逐步出现，F医院员工（包括原市医疗中心的员工和新进入的员工）当初支持变革的热情逐步消减，感觉理想与实际的差距逐步增大，也开始出现抵制医院重组的行为，其主要表现如下。

①书面报告与上访。医院一些员工自发地、不断地写书面报告向上级各级领导反映情况，甚至自发组织上访。

②议论与挑剔。医院的一些员工经常自发地、松散地组成一群群人（或小组），无论是否上下班时间，在医院内部或医院外部，都纷纷激昂地、公开地议论、辩论、挑剔，甚至反对 F 医院的各种决定与做法，有时会直接质疑、对抗，甚至故意刁难医院领导，使医院难以开展工作。

③流言蜚语。医院重组初期，医院内外经常传播各种流言蜚语，充满各种责备、抱怨、嘲笑甚至谩骂，医院声誉也受到很大影响。

④员工之间存在很多矛盾。经常出现过激言论、吵架、相互诋毁、相互拆台等现象，甚至发生互殴。

⑤困惑与忧虑。医院员工（尤其原市医疗中心的员工）思想准备不足，一时很难接受医院重组这样的快速改革，面对成为大学附属医院后将要承受的医疗与科研压力感到恐慌，特别害怕不适应新的竞争环境而遭遇淘汰，因而表现出异常的急躁、焦虑、惊慌、失望以及害怕。

⑥新的组织机构与制度未完善。医院重组初期，医院快速扩张，新的组织机构和制度尚在建立与磨合之中，与新医院的运行也不匹配、不适应。来自各地的员工本身已经有自己一定的固有思维、认知与行为方式，所以感到很混乱，无所适从，也很无奈、很痛苦。

⑦离开医院。部分员工由于各种原因，纷纷策划如何离开 F 医院，另寻个人出路，另谋个人发展。他们的动议与行为使 F 医院内部更加人心惶惶、动乱不堪。

⑧医院不稳定。F 医院重组初期，医务人员对医院的意见很多，不安心工作，人与人之间矛盾重重。患者对医务人员的医疗服务以及医疗质量意见也很大，不满意的声音很普遍。当时医院的混乱局面确实影响了医疗服务与医疗安全，使新医院的声誉受到更加严峻的打击。

⑨消极抵抗。部分员工认为医院重组是医院领导自己的事情，因此，他们袖手旁观，听之任之，任由事情发展得更糟糕，似乎变革不顺利、失败是应该的。

上述这些抵制改革的凸显表现的高峰期出现在医院重组后 2～5 年（2003—2006年），以后逐步消减，但至少一直延续至医院重组后 6 年（至 2007 年）。

随着医院重组成功，人们会随时间推移慢慢顺从或适应、支持、拥护、积极参与，抵制改革的现象也会慢慢消减。

（三）重组医院文化整合与重构的过程

1. 制定发展战略

通过详细回顾、观察与了解 F 医院的特点、发展历程、主要存在问题、医院所在地现有医疗资源特点与发展需求，以及国内现阶段医疗卫生事业发展的特点，按照所属大学附属医院的建设目标，应用常用的战略理论分析工具与模型，例如，PEST 分析、SWOT 分析、波特五力模型（Porter, 1985），分析了 F 医院发展面临的优势与不足以及竞争能力，寻找医院生存与发展的机会和空间。在此基础上，逐步形成 F 医院的发展战略和战略发展方式。

医院领导层制定发展战略的指导思想：因地制宜，实事求是，坚持发展，努力提升医院软实力和硬实力，在发展中积极解决历史遗留问题。尤其是历史遗留的财务困境问题，虽然严重制约医院的生存与发展，但估计短时间内也难以解决。所以，不能只纠缠于解决历史遗留问题，而是从长远发展着眼，在不断发展中积极寻找新机会，应对历史遗留问题。

发展战略：①愿景——成为在本地区乃至国内（包括港澳地区）有较广泛影响力的现代化综合性教学医院。②发展目标——建设珠江口西岸核心城市的核心医院，成为本区域最大最强、能承担高水平诊断与处理重大病、危重病、疑难病的医疗中心以及本区域医学人才培养中心和医学科学研究中心。致力于实现重大病、危重病、疑难病诊治属地化，某些学科的发展逐步定位于在省内、港澳地区乃至全国具有一定的影响力和辐射力。③核心价值观——责任，荣誉，使命，卓越。追求最出色的技术与服务。④医院定位——以中国三级甲等综合医院为标准，在提高整体综合实力的基础上，依据地方需要、百姓需求因地制宜，强化专科建设。⑤主要战略——规模化（在适度范围以内）、学科综合化、医疗技术与服务差异化、服务对象聚集化。⑥战略发展方式——渐进式增长、稳定增长，循序渐进地向前推进。现阶段以医疗优先，科研并重，兼顾教学。近期目标首先是争取年平均医疗业务量增长超过 10% 以上。

制定医院重组后的发展战略是重组医院文化整合与重构的基础。

2. 医院重组后的组织文化整合与重构

（1）新组织文化的顶层设计

领导在组织文化建设、根植和发展中起重要作用（Schein, 2004）。F 医院的医务人员来自中国的四面八方、五湖四海，各自带来了不同的大学文化与区域文化。各种有差异的文化相互碰撞，产生了极大的活力，也导致不少的矛盾和冲突，直接影响重组医院的生存和发展。面对困境与危机，促使 F 医院意识到新医院组织文化构建的重要性。

2005 年以后，F 医院领导逐步将部分工作重点投入积极构建医院新的组织文化，其理念是：依托所属大学厚重资源，积极引入所属大学及其医科优秀组织文化，融入当地文化，凝练具有自身特色的 F 医院文化。医院领导还意识到，构建新组织文化的思路往往来源于本医院职工。因此，医院领导特别关注医院职工的思想和行为，依据 F 医院的实际情况，主动引导、构建新的医院文化。文化整合主要采用融合模式与渗透模式（潘爱玲，2004）。

组织文化分为 3 个方面：精神文化、行为文化、物质文化（石伟，2010）。医院的精神文化体现在精神活动和精神产品中，行为文化体现在规范行为和社会规范中，物质文化体现在物质活动和物质产品中。F 医院开展的系列组织文化构建主要纳入上述范畴。

（2）精神文化

①引入优秀大学文化。所属大学的校训是博学，审问，慎思，明辨，笃行。所属大学倡导的气质是既开放，又内敛；既维护原则，又包容差异。所属大学培养人才的观念是知礼，诚信，担当，勤奋，超越，阳光，准备，学习；要具有大度、从容、有序、淡定的风范。所属大学医科的传统校风是团结，勤奋，求实，创新。所属大学医科倡导严谨治学，刻苦向上，业务技能严格"三基"（基本知识、基本理论、基本技能）"三严"（严格要求、严密组织、严谨态度）培训。所属大学在国内外的影响力较大，因此，积极引入所属大学的优秀文化很容易得到 F 医院职工的普遍认同，并逐步融入自己的风格和行为之中。

②融入当地文化。F 医院所处的城市面向大海，是中国改革开放早期 5 个经济特区之一，因此，具有敢为天下先、先行先试的创新精神，也有宽广的视野和很强的包容性，容易接纳外来的优秀文化。

（3）行为文化

①领导者。首先强调医院领导班子文化建设，使医院领导者具有高度的责任感、使命感、事业心和敬业精神，以身作则，廉洁、自律、坚定、正直、诚信、稳健、勤奋、和谐。注重凡事讲规矩、规则，公开、公平、公正。通过积极营造全医院稳定、和谐、团结、宽松、人心向学、人心向上的氛围，创建良好的人文环境，将重组医院多元文化碰撞带来的朝气和活力变为推动医院建设与发展的动力，从价值取向、规范、制度等方面，引导全院职工团结拼搏，克服困难，自强不息，积极进取，共同实现新组织文化的构建，并在医院发展中共同体现新组织文化的优势以及所带来的益处。在实践中，通过

F医院领导者的文化引领作用带动了全医院职工的文化建设。

②制度规范。重组后F医院接纳了全国各地的医务人员，也带来了不同的做事方式和习惯。2005年恰逢中国开展"医院管理年"系列活动，借此机会，F医院进一步厘清医院规范管理。在这一系列活动中，F医院积极借鉴引入所属大学及其附属医院成熟可行的各种规章制度，很容易将F医院的文化引导至与所属大学及其医科的组织文化相融合，并在这种文化融合中体会所属大学及其医科优秀文化的优势。在构建新制度文化方面，也注意同时融入了属地的制度文化，参照一些属地的惯用做法，使医院运行更加融入所在城市的规范。

F医院特别注重规范导向，重新全面整理、建立了医院各种规章制度。强调形成制度化、规范化的管理程序，逐步做到凡事有规章制度作依据，使医院很快步入与所属大学及其附属医院、与属地相适应的规范运行轨道。

③学习文化。重组后F医院的人员主要特点是年轻。针对这一特点，为了跟上所属大学及其附属医院的理念与要求，2005年以后，F医院积极鼓励年轻的医务人员和管理人员关注未来价值，提升学习能力。这一方面尤其体现在鼓励年轻人努力读书学习，攻读研究生学位，刻苦钻研业务，提升创新能力。2010年新上任的所属大学校长提出"人心向学"的理念，引导学校将重心放在学生、教学、学术上。这一理念更加激励F医院将现阶段医院自身建设的重心放在学习、学术、学科建设以及人才培养上，鼓励年轻医务人员勤奋敬业、努力学习、追求上进，逐步形成"人心向学，人心向上"的氛围。F医院所形成的这种学习上进氛围是建设学习型组织的重要基础。

④阳光文化。重组后的F医院面临很多困难，尤其是财务上的极度困难曾使医院生存一度陷于困境之中。因此，很需要自强不息的精神，坚定信心，坚强意志，坚持发展，努力进取，积极向上。F医院领导层将"自强不息""发展就是硬道理""摸着石头过河"等理念逐渐融入F医院职工（尤其医务人员）的思想和行动之中，带领全院处逆境唯思进取，遇艰险同舟共济，人心向上，坚持创新发展，在发展中积极解决历史遗留问题。

⑤包容文化。F医院重组后大多数员工来自全国各地，自然带来了不同的文化。因此，F医院以人为本，特别关注医院的和谐与稳定。例如，提出开放体系导向，"天容万物，海纳百川"，要包容多元文化，包容差异；以集体主义导向，提倡团队精神，相互帮助。

⑥家园文化。医院重组初期的组织文化特点一方面是松散，缺乏凝聚核心；另一方面是对医院的依赖性很强。因此，F医院领导层适时地引导了家园文化，使员工树立主人翁精神、主人翁意识以及主人翁责任感，更加热爱医院，自觉为医院的发展贡献力量。

⑦长期导向（关注未来）。医院重组初期，F医院面临的种种问题，尤其是医院资

金不足导致员工待遇与福利偏低，使员工信心不足、不稳定，促使医院领导层及时引入全报酬（直接和间接获得的全部收益，包括薪金、福利、服务、精神、环境等）概念。F 医院一方面引导员工关注未来，努力学习，积极进取；另一方面采用全报酬方案，注重员工导向，以人为本，有助于吸引、激励和挽留优秀人才。

（4）物质文化

物质文化包括院徽设计、名人雕像（孙中山先生）或铜像（黄宽先生）、词赋（例如，"五年记""远航记""家园""大医精诚赋"）、纪念石（例如，"F 医院重组 5 周年"纪念石，"大学医学院创建 140 周年"纪念石，"远航"石，"家园"石，"凤凰家园"石）、纪念树（例如，"同心林""爱心林""青年林"）以及各种文体活动。通过上述，传播新的理念、新的组织文化。

（四）医院重组 10 年后形成的新组织文化特点

医院重组后 10 年（2011—2012 年），F 医院逐渐形成新的组织文化，其特点主要体现在人际和谐、组织凝聚力、长期导向、领导力、使命以及内部运行等方面。上述 F 医院新组织文化特点在员工中的主要表现如下。

①稳定。随着 F 医院规范管理、畅通沟通渠道、信息公开的正常化运行以及医院发展以后，员工已经极少向上级部门写书面报告反映医院情况，也再没有上访行为，议论与挑剔、制造流言蜚语的行为也极少发生。

②和谐。员工之间的矛盾大幅度减少，人与人之间更多地体现为相互沟通，相互帮助、支持、体谅与理解，团队精神和包容差异也被大家赞赏。

③凝聚力强。更多员工视 F 医院这一组织为家园，发扬主人翁精神，共同维护医院的荣誉。当遇到利益冲突或不愉快的事情时，员工会自觉地多一些沟通与理解。医院领导与员工之间的关系更加融洽，医院的各种政策与方案出台前不但可以更多地征询员工的意见，而且也容易在全院达成共识。

④学习与向上，长期导向。全院逐步形成浓厚的学习、向上氛围，青年人努力争取攻读医学、管理学或相关专业的硕士、博士研究生学位课程，不少人已经获得硕士或博士学位，其专业技术水平、学习能力与创新能力也得到进一步提升。全院还逐步形成以学术为导向的氛围，医务人员、其他技术人员以及管理人员努力学习与上进，争取晋升更高一级的专业技术或管理岗位。员工的个人学习能力增强，人心向上、关注未来的组织氛围也逐渐形成。

⑤自强不息。随着医院员工个人的学习、进步与适应、医院组织文化氛围的改善与进步以及医院本身的发展，员工的自信心与适应性增强，工作更加积极、主动、努力。大家经常在愉快中交流学习、工作与进步的体会，分享医院重组后带来的成果（例如，更高的荣誉与地位，更大的成就与利益，更好的发展机遇与条件），对 F 医院的未来充满信心与勇气。

⑥医院声誉提升。在医院形成良好的组织氛围后，整个医院的医疗服务与医疗质量得到很大提高，医疗纠纷与医疗投诉明显减少，市民对医院的评价明显提升，医疗业务量明显提高，医院的医疗服务半径逐步扩大，医院的社会影响力也逐步增强。

四、讨论

本研究的意义在于通过对一所中国重组医院的案例研究，向外打开了一扇窗户，使人们看到中国医院的管理与组织文化、在组织变革中新组织文化产生的过程及其意义，还使人们初步了解中国重组医院生存与发展的过程及其意义。

（一）医院重组体现的组织变革特点

当今全球化竞争越来越明显，只有通过不断变革与创新，一个组织才能实现可持续发展。因此，组织变革的发生是必然性。关键问题是组织变革采用的是渐进性、连续性变革还是革命性、间断性变革（Burke，2002；Palmer et al.，2006；马作宽 等，2009）。

渐进性、连续性变革往往是渐进式的、小规模的、微调性的、适应性的，通常是微变革，目的是通过改良、优化、调整使组织不断适应外环境的变化，以应对生存与发展的激烈竞争。随着微变革的不断产生，一个组织的文化也可能随之发生变化，而这种变化一般是年复一年的缓慢变化，甚至短时间内还不容易察觉（Burke，2002；Palmer et al.，2006；马作宽 等，2009）。

相比之下，革命性、间断性变革显得很激烈，短时间内组织的发展战略、结构、人力资源、财务甚至性质都会发生根本改变，必然也会引起很大震动，组织文化也会随之产生很大变化。这种变革一旦成功，整个组织生存与发展的竞争能力就会大大提升至一个全新的高度，尤其是新的价值观、文化理念更加适应当今的快速发展。但是，这样的

变革不容易顺利实现，往往需要经过一段较长时间的卓越谋划、艰苦磨合以及努力奋斗
（Burke，2002；Palmer et al.，2006；马作宽 等，2009）。一般来说，企业重组或医院重
组属于一种革命性、间断性变革，它给企业或医院带来的变化是震撼性的。本研究所提
及的 F 医院重组正是体现了组织变革中短时间内实现革命性、间断性变革所遭遇的现
状与存在问题。

一般认为，进行革命性、间断性变革应该有更多的深思熟虑和更多的准备（Burke，
2002；Palmer et al.，2006；马作宽 等，2009）。但事实上，革命性、间断性变革往往是
在一定内外环境的基础上抓住某一有利时机瞬间促发的，很多时候来不及做更多细致、
缜密、周全的考虑。因而革命性变革的实施往往显得仓促，很难周全。而进行渐进性、
连续性变革则相反，还有相对充裕的时间来作更多的思考与准备。另外，对于一个非家
族性的企业或医院来说，实现革命性变革的瞬间工作和后续工作往往还不一定是同一组
领导者。

本研究案例正是抓住一个偶然机遇很快促使医院发生了重组。领导医院重组当时以
及后续工作的领导者是不相同的。重组当时的领导者应该具有更加大胆、自信心更强、
敢于开拓创新的气魄，而后来的领导者则需要兼顾更加稳健、忍耐、缜密、细致、谦
逊、宽容、担当以及自律的管理风格，善于学习，善于沟通，善于团结，顾全大局。

本案例医院重组后面临种种困境，人心极其不稳定，当时不少人感觉很难再继续坚
持生存与发展。但是，令人自豪的是，这所重组医院经过 10 年的艰苦奋斗，毕竟生存
了下来并有所发展，而且发展前景广阔。本研究案例还提示，领导者有时候不仅需要有
勇气面对一个组织的革命性变革，还需要有耐心面对一个组织革命性变革带来的后续问
题。有些问题还不是领导者自己能够选择预先避免的。但无论如何，看好机遇，抓住时
机，勇于创新，坚持发展，最终还是能将一所重组医院带上新的更广阔的发展平台。

从 F 医院重组过程所体现的当代组织变革特点，提示随着信息化和全球化越来越
明显，医院也必然要面对组织变革这一过程。通过本案例研究这一扇窗口，初步展现了
中国医院重组的特点：①医院重组是为了更好地利用资源、扩大规模、提高竞争能力以
及拓展医疗市场；②医院重组内容与企业重组相似；③地方政府支持医院重组；④医院
重组结果是好的、正面的、进步的。

（二）医院重组体现的文化差异

文化差异是指不同地区或社区的人之间存在文化的差别（石伟，2010）。不同文化

之间的碰撞、对抗和交锋导致文化冲突，其核心是不同价值取向和价值观的冲突。文化的多样性和变动性决定了文化冲突是不可避免的（崔新建，2004）。尽管目前已经认识到组织重组后的文化整合是组织重组成功的一个关键环节（李培林，2009；石伟，2010；刘增武，2006），文化冲突已经成为并购重组战略转变的关键障碍（顾卫平 等，2004），但国内有关文化整合的研究仍相对薄弱（李培林，2009）。

跨国并购企业需要面临民族文化与企业文化的双重差异（潘爱玲，2004；顾卫平 等，2004），这样的双重文化差异可能增加双重文化冲突，导致跨国并购困难甚至失败。国内企业并购重组可以避免国家之间的民族文化差异。如果企业文化差异低，组织文化的相似性高，则可以减少并购重组后的文化冲突（潘爱玲，2004）。从这一观点来看，中国公立医院基本上都是在同一方针政策指导下办院，宏观医院文化大致相近，因而国内医院重组后的文化冲突相对较弱，重组成功的机会较大。

从宏观上看，来自同一个国家或同一个民族的人，可以说其价值取向、信念、观念以及行为规矩大致相近。然而，从微观上看，来自不同地区、毕业于不同学校的人，其价值取向、信念、观念以及行为规矩还是存在差异的，尤其在中国，不同地区之间本身就存在一定的文化差异（唐秀平，2011）。因此，医院重组后仍然存在不同医院或不同地区之间、大学附属医院与地方医院之间、不同学校之间人与人的文化差异，这样便构成另一种双重文化差异，同样会造成双重文化冲突。本案例研究表明，F 医院重组后人员来自全国不同地区、不同医院，尤其是医院重组初期在短时间内从全国各地招聘各种人员，快速集结进入新的重组医院工作，文化差异问题突显，结果导致一系列的文化冲突，有些冲突甚至导致医院内部极其不稳定，影响重组医院的发展。

组织文化的形成与组织内部的人员、组织所处的内外环境密切关联（Schein，2004；石伟，2010）。从内因来讲，人员起到关键性作用。一个重组组织文化的来源主要是原有组织人员已经形成的文化以及外来人员带来的文化。因此，一个重组组织的文化由于人员组合不同而各有不同特点，也形成了组织中的强文化与弱文化（石伟，2010）。如果原有组织建立时间较长，人员占比多，那么一旦组织重组，原有的组织文化可能会成为强文化并占主导地位。如果两个组织建立时间、人员组成、技术优势相近，那么一旦合并重组，将可能出现两种强文化的冲突或并存。一个组织中强弱文化的差异可能导致组织文化冲突的程度（石伟，2010）。

在本研究中，重组医院初期的人员占 1/3 来源于原医院，2/3 来源于 1～2 年内大批的外地调入。原医院建院时间不足 10 年，当初的人员也是来自全国各地，虽经一定时间磨合，已形成初步的组织文化，但其文化根基并不厚重。在重组为大学附属医院以后，组织文化的共有程度更加不足。即使在医院重组后，原医院的组织文化也仍占有一席之地，但难以形成强文化。相反，医院重组后短期内大批调入的人员均来自全国不同省市，各自有不同的文化背景，相互之间不相识或不熟悉，更谈不上结团结帮。来自全国各地的文化陆续镶嵌进入重组医院的组织文化，形成了明显的多元文化。这种散在的多元文化使医院重组初期人员的思维、观念、行为较为分散，构成 F 医院重组初期松散、缺乏凝聚核心、不确定性规避意识强烈的组织文化特点，使医院在重组初期的发展极其不稳定，容易失控，管理困难。然而，也正是当时重组初期的 F 医院缺乏组织文化的一致性，不容易结帮结团形成抵制力量，反而给新重组医院的新生组织文化留有不少生存与发展的机会。

在中国，传统文化在人们的心中一直根深蒂固。在中国传统文化的基本精神及其核心价值观中，较为重要的是和谐、以和为贵、中庸之道（贾磊磊 等，2012；张岱年，2003）。因此，当遇到事情不明确前景的时候，很多人会选择等待、观望，即使有些消极，也尽量不产生极端行为。尽管这样的观念与行为不利于重组后新医院的快速发展，也许还会错过一些医院快速发展的好时机。但是，当时 F 医院员工这种等待、观望，甚至消极的情绪或行为，正好给予重组医院后续的新领导层一个冷静、熟悉、磨合、思考以及准备的机会。

组织变革后新组织文化的形成需要天时、地利、人和的各种因素，以及一定时间过程。在组织变革后新的组织文化尚未形成之时，仔细分析原有的组织文化特点，合理借用原有的组织文化优势，在一定的时间和空间，反而能帮助组织走过变革初期相互磨合、相互适应的不稳定阶段，为组织平稳过渡至各种新理念、新制度、新战略赢得时间与机会。本案例研究提示，在医院重组初期，适当利用原有的组织文化，帮助新组织稳定，可能更有利于新组织的生存与发展，并在此基础上逐渐产生新的组织文化。

本研究案例还表明，医院重组后多元文化碰撞带来的活力、动力是不可估量的。关键问题是如何将这股活力引导为推动医院发展的强大动力。领导力与领导风格在重组医院文化整合中起关键作用。由医院领导层依据实际情况精心顶层设计、积极引领而产生的新组织文化可以在较短的时间内形成，并容易得到广大员工的接受、认同与参与。领导者对文化的理解程度、文化整合的意识以及能力，决定着重组医院文化整合的方向与模式。学习型领导能够将自己的信念、知识、智慧、原则逐渐融入重组医院的使命、愿景、目标、结构以及管理中，成为重组医院新组织文化的主要元素。新产生的组织文化要在医院重组后短期内充分体现其带来的益处，才容易得到人们的认同，使新组织文化得以持续，并不断创新、稳固、发展。

（三）重组医院体现的文化适应过程

20世纪70年代以后，逐步发展起来的跨文化领域研究主要关注文化差异对于人们生活和交往的影响，探索不同文化之间的融合和管理问题。有学者将跨国企业在跨文化适应上可以分为4个时期：新奇期、文化震荡期（文化冲击期）、文化适应期、稳定状态期（Hofstede et al.，2010；石伟，2010）。

借助跨国并购中的文化整合流程与模式理论分析，在本研究案例中，作者观察到F医院员工对于医院重组的文化适应过程也类似于这4个时期，且不同时期之间存在交织现象（图2）：①新奇期。医院重组开始，医院建设与发展显示欣欣向荣的新景象，员工普遍有新鲜感、新奇感，显得特别兴奋、积极。这一时期相似于新奇期，较为短暂。这一过程发生于医院重组后1～2年（2001—2003年），也正是大批来自全国各地的新员工加盟F医院的时期。②文化震荡期（文化冲击期）。医院重组初期很快出现轻微抵触甚至反抗（2002年），以后抵抗逐渐增强。抵抗高峰期出现在医院重组后2～5年（2003—2006年），历时大约3年。以后抵触或反抗情绪与行为逐步减弱。这一时期相似于文化震荡期即文化冲击期，全程发生在医院重组后1～6年（2002—2007年），历时约6年。③文化适应期（早期与中期）。此后更多的是选择消极、等待（持续2～3年），以后慢慢调整或适应，这一过程发生在医院重组后6～8年（2007—2009年），也相似于文化适应期的早期、中期。④文化适应期（后期）及稳定状态期。重组医院经过8～10年发展后，逐渐显示其稳定性与发展成果、发展优势与前景。重组医院新的组织文化初步形成，使人们重新看到希望，并分享发展所带来的利益。以后随时间推移人们就会慢慢顺从或适应、支持、拥护、积极参与，并在此过程中不断构建、完善新的组织文化。这一过程出现在医院重组后8～10年（2009—2011年），相似于文化适应期后期以及稳定状态期。⑤稳定状态期。医院重组10年后，F医院在稳定向上发展的基础上再进入下一阶段的创新发展时期，并将在新的历史时期继续打造适应F医院发展的组织文化。

从图4中并结合图1、图2、图3、表1可见，F医院重组后文化整合过程的各个阶段与医院医疗业务量以及医院年度总收入之间存在明显关系。在医院重组后的文化震荡期（文化冲击期），医院的医疗业务量和年度总收入均处于较低水平，且年度增长率较低。随着医院进入稳定状态，医院的医疗业务量和年度总收入均明显增加，年度增长率也不断增长。这种现象特别明显地体现在医院年度总收入的变化。

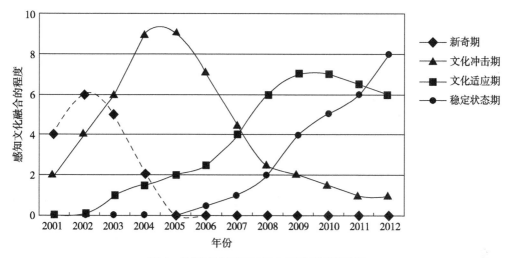

图4 F医院重组后组织文化适应过程示意

有学者认为，跨国并购中的文化整合模式有融合模式、移植模式、渗透模式、嫁接模式以及自主模式。民族文化差异小的可以采用移植模式、融合模式和嫁接模式。如果民族文化差异大，但并购组织管理能力足够强，则也可以利用能力进行整合，采用融合模式和嫁接模式；否则，只能采用渗透模式或自主模式（潘爱玲，2004）。强制性移植模式容易使员工产生抵制甚至对抗的行为，愤怒、敌对、失望的情绪可能会导致很多问题，存在文化风险。如果民族文化差异大，并购组织又缺少能力管理这种差异，则缺乏一定基础的嫁接模式也不容易成功。融合模式可以容纳多元文化，取长补短，以求同存异为原则，进行文化互补，新组织的文化兼容性强，容易得到员工的认同，从而减少文化整合的阻力，降低文化风险。渗透模式虽然整合速度较缓慢，但容易被接受，不易形成强烈冲突。如果民族文化差异太大，并购组织又缺少能力管理这种差异，则只能采用自主模式。本研究案例中重组医院的文化整合主要采用融合模式与渗透模式，其文化整合过程是多元文化融合、文化认同、文化调整与适应以及文化创新的过程。

总的来说，本案例研究显示，医院重组的文化适应过程经历了4个时期：新奇期、文化震荡期（文化冲击期）、文化适应期、稳定状态期，全程需要历时至少8～10年，且不同时期之间存在交织现象。医院重组初期经历的新奇期是短暂的（1～2年）；文化震荡期发生在医院重组后1～6年（历时约6年），其抵抗高峰期出现在医院重组后2～5年（历时约3年）；文化适应期发生在医院重组后6～8年；重组医院经过8～10年发展后，逐步进入稳定状态期。本研究案例的F医院重组过程仅仅是经历了一次革命性（或间断性）组织变革，在这一过程中并没有发生较大的再次组织变革，且重组医院领导层特别重视组织文化整合。即使这样，医院重组后的组织文化碰撞、适应阶段也仍然需要经历较长的一段时期（至少8～10年），估计今后相当长的一段时期还需要不断适应、磨合与创新。

（四）医院重组与组织文化的关系

有学者认为，文化变革或文化变迁至少有4种类型（Wilklns et al.，1988）：①一种总体文化框架被另一种替代；②现存的特征文化成为新总体文化的模板；③旧的特征文化被新的替代；④新的特征文化不替代旧的。本案例研究提示，旧组织文化往往是新组织文化产生的基础，新组织文化总要逐渐替代旧组织文化。新组织文化需要设计、构建与培育，且需要依据内外环境的变化不断创新与变迁。新组织文化的构建、形成与根植过程渗透着人的智慧、知识与博弈。根植在旧组织文化中的某些特征，尤其是蕴藏着富含民族传统文化元素的特征性文化将一直被延续下去，在不离开本土工作环境的条件下很难被替代。在中国，组织文化总是深深蕴含着丰富的中国传统文化元素。

本案例研究提示，重组医院发生发展过程与组织文化密切关联，相互影响，相互促进。如图5所示，原有组织文化或旧组织文化影响医院的重组过程（A），也影响新组织文化的产生（B）。医院重组过程必然导致新组织文化的产生（C）。医院重组过程影响医院重组结果（D）。新组织文化会影响医院重组过程与医院重组结果之间的关系（E）。医院重组结果也会促进新组织文化的形成与认同（F）。

经历本案例研究，研究者在实践中深刻体会到，建设一所新医院，仅仅给予它资金、环境、物质、技术、学术等硬实力远远是不足够的，还需要赋予它优秀的灵魂和思想。组织文化就是这一灵魂和思想的核心内容，也是最重要的软实力。新医院灵魂和思想的赋予者往往是这所医院具有引领作用的关键领导者。经过文化认同、文化整合、文化适应以及文化创新之后，重组新医院产生的多元文化碰撞、融合可能更有利于这所医院今后的创新发展。

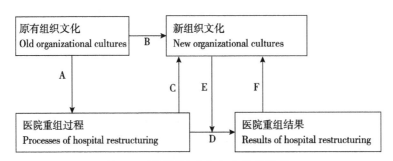

图5　F医院重组与组织文化的关系

参考文献

［1］BURKE W W. Organization change：Theory and practice ［M］. Thousand Oaks，CA：Sage Publications，Inc，2002.

［2］HOFSTEDE G，HOFSTEDE G J. Cultures and organization：software of the mind ［M］. 2nd ed. New York：McGraw-Hill，2005.

［3］PALMER I，DUNFORD R，AKIN G. Managing organizational change ［M］.2nd ed. New York：The McGraw-Hill Companies，inc，2006.

［4］SCHEIN E H. Organizational culture and leadership ［M］. 3rd ed. New York：John Wiley & Sons，Inc，2004.

［5］WILKLNS A L，DYER W G. Toward culturally sensitive theories of culture change ［J］. Academy of Management Review，1988，13（4）：522-533.

［6］YIN R K. Case study research：design and methods ［M］. 4th ed. California：Sage Publications，Inc，2009.

［7］崔新建.文化认同及其根源［J］.北京师范大学学报（社会科学版），2004，184（4）：101-104.

［8］范征.并购企业文化整合的过程、类型与方法［J］.中国软科学，2000（8）：91-95.

［9］顾卫平，薛求知.论跨国并购中的文化整合［J］.外国经济与管理，2004，26（4）：2-7.

［10］关兵，张军，李泽，等.医院重组中文化整合的理性思考［J］.中华医院管理杂志，2005（2）：66-68.

［11］贾磊磊，潘源.中国传统文化的核心价值观：和谐·仁爱·自然［J］.东南大学学报（哲学社会科学版），2012（3）：56-60，127.

［12］李培林.论我国并购企业文化整合中的问题及对策［J］.科技管理研究，2009（9）：450-452，455.

［13］李善继，郭耀煌.我国同行业企业重组的对策思路［J］.经济体制改革，2003（4）：43-45.

［14］刘增武.企业并购的文化风险因素分析［J］.华东经济管理，2006（6）：95-97.

［15］马作宽，王黎.组织变革［M］.北京：中国经济出版社，2009.

［16］潘爱玲.跨国并购中文化整合的流程设计与模式选择［J］.南开管理评论，2004（6）：104-109.

［17］石伟.组织文化［M］.2版.上海：复旦大学出版社，2010.

［18］唐秀平."南文北武"文化差异的演变及其成因［J］.南京邮电大学学报（社会科学版），2011（1）：98-101.

［19］晏波，董恒进，徐元钊.医院重组中文化整合的意义和思路［J］.中华医院管理杂志，2001（7）：20-21.

［20］张岱年.中国文化的基本精神［J］.齐鲁学刊，2003（5）：5-8.

基于利益相关者理论构建分级诊疗体系及策略研究——以南京市实施分级诊疗制度为例[*]

王春明[①]　Pedro Fontes Falcão[②]　王兴民[③]

① 王春明，江苏省消防医院

② Pedro Fontes Falcão，葡萄牙里斯本大学学院教授

③ 王兴民，南方医科大学卫生管理学院硕士生

摘要：运用利益相关者理论，以南京市三大代表医联体为案例，通过问卷调查的方法，探讨中国分级诊疗体系的现状。结果显示，各类核心利益相关者对分级诊疗的认知度、认可度及利益诉求存在差异。南京市分级诊疗实施效果并不令人满意，需通过合理配置资源、发展非公立医疗机构等措施进一步推进分级诊疗。

关键词：分级诊疗；医联体；利益相关者

Thesis Title：The Establishment of Hierarchical Medical System from the Perspective of the Stakeholder Theory and its Strategies：A Case Study in Nanjing

Abstract：This study applies the stakeholder theory in the cases of three representative medical treatment partnerships in Nanjing. The study designed and administered a questionnaire survey to find out the current situation of China's hierarchical medical system. The findings imply that there are differences in the awareness，acceptance，and interest demands of various core stakeholders for hierarchical diagnosis and treatment. The implementation effect of hierarchical

---

* 王春明为南方医科大学与葡萄牙里斯本大学学院联合公共卫生政策与管理 2015 级博士；Pedro Fontes Falcão 为该论文的指导教授。

diagnosis and treatment in Nanjing is not satisfactory, so it is necessary to further promote it through different measures identified in the study, such as rational allocation of resources and the development of non-public medical institutions.

Keywords: hierarchical diagnosis and treatment, medical treatment partnerships, stakeholders

一、引言

世界卫生组织指出基层医疗机构可以解决超过80%的健康问题（WHO，2000），2009年，中国开始了新一轮医改，首次强调推行分级诊疗制度。10多年来，无论中央政府还是各地政府，都陆续出台了相应政策，促进分级诊疗政策落地，引导一般诊疗下沉基层。然而，居民就医流向却没有明显改善，有数据显示基层就诊率不断下降，从2012年的59.7%下降到2019年的52.0%，而相应地，公立医院诊疗人数占比从36.9%上升到44.0%（曹琦 等，2021）。所谓分级诊疗，是指按照疾病的轻重缓急及治疗的难易程度进行分级，不同级别的医疗机构承担相应级别疾病的治疗，充分发挥各自优势，形成合理的医疗秩序，各级医疗机构间建立联系纽带。通过分级诊疗可以有效实现医疗资源的合理分配，形成高效的就医秩序，充分发挥各级各类医疗机构的作用，提高居民健康水平。

国外分级诊疗的实施起步早，部分国家已经建立起了较为成熟的分级诊疗模式，如英国的国民健康服务体系、美国的责任医疗组织、日本的三级医疗圈等。2017年，国务院办公厅发布《关于推进医疗联合体建设和发展的指导意见》，明确指出医联体建设是深化医药卫生体制改革的重要步骤，是我国建立分级诊疗制度的重要抓手。所谓医联体，是指一定地域内不同类型、层级的医疗机构通过成立协作联盟或组建医疗集团而形成的利益共同体和责任共同体（王冬 等，2021）。目前，我国国内已探索出多种医联体模式，如城市医联体、县域医联体，但并未弥补我国诊疗体系存在的短板。大医院依旧掌握着大多数的医疗资源，基层依旧得不到公众的重视，基层首诊形同虚设。如今分级诊疗的改革已经进入"深水区"，如何将医联体建设进一步推进成为我国亟待解决的关键问题。国外应用利益相关者理论研究政策制定、风险评估等比较早，目前这些国家研究主要集中在影响利益相关者参与的因素、如何让利益相关者参与到相关领域中和如何完善相应制度平衡各方利益等方面。中国对利益相关者理论的研究起步较晚，尚处于起步阶段，研究主要集中在利用问卷调查、访谈等方法识别、归类利益相关者，探讨利益相关者认识及参与程度，制定的政策停留在总体方向上，缺乏具体完善的制度推进政策落实，对利益相关者理论的运用依旧停留在工具性阶段。

江苏省省会南京市医疗资源较丰富，市内医疗机构处于层次不同、管辖部门不同的复杂状态，不仅服务市域内的患者，还服务全省、周边省市乃至全国的患者。自 2009 年以来，江苏省及南京市先后出台多项政策，从管理机制、人事制度、药价改革、支付方式、基层医疗队伍建设等方面推进分级诊疗的实施，也是全国较早建立医联体分诊模式的城市之一，但并未取得理想的效果。为了有效推进分诊医疗的实施，本研究决定选取南京市作为研究案例，基于利益相关者理论，运用案例研究法、问卷调查法、案例分析等方法，调查南京市具有代表性的三大主要医联体中的核心利益相关者对分级诊疗的认知度、认可度和利益诉求，从而为推进分级诊疗提出对应的建议和参考，以期为其他城市的开展分级诊疗的下一步实施提供可借鉴的经验。

二、理论基础

利益相关者理论（Stakeholder Theory）认为，企业的本质是由各不同利益相关者组成。它的提出是对"股东至上"的批判，人们逐渐认识到企业不仅服务股东，还存在其他许多与企业生存密切相关的群体。该理论最早应用于企业管理和公司治理，经过 30 余年的发展，利益相关者理论被广泛应用于教育、经济、卫生、企业管理、生态管理等众多领域，利益相关者理论为政策的制定和修改提供了更广泛的参考范围。

20 世纪 90 年代之后，利益相关者理论被广泛应用于卫生领域，使人们在制定、修改卫生政策时更加客观、全面地考虑政策相关的利益相关群体的认知、立场和诉求，提高政策的可行性、减少政策实施中的阻力（王永莲 等，2006）。利益相关者理论在卫生等领域的应用主要包括卫生服务、医疗卫生体制改革、药物制度、保险政策实施等方面。

尽管近年来学者们研究了利益相关者理论在卫生领域的应用，为卫生政策的制定和实施、医疗卫生体制改革、保险制度改革等方面提供宝贵建议，但在实际管理中运用利益相关者的参与程度不够，缺乏相关支持政策及完善的实施方案。目前国内的绝大多数研究对潜在利益相关者的调查研究不够深入，主要集中在核心对利益相关者的影响及诉求的研究上。要最终实现利益相关者共同治理，首先需要重视、分析各利益相关者影响，要足够重视非核心利益相关者的影响，再加强利益相关者的参与程度，制定相关完善政策制度保障、监督共同治理的实施。

南京市的分级诊疗推进所遇到的问题与其他省会城市类似，也是全国分级诊疗实施的一个缩影。考虑到目前在中国境内实施分级诊疗的困难，作者决定以南京为一个案例，以期从利益相关者的角度对分级诊疗服务体系机制及策略进行研究。

三、案例展示

（一）案例选择

南京市代表性三大医联体分别是江苏省人民医院集团、南京鼓楼医院集团和东南大学附属中大医院集团（以下简称"中大医院集团"）。南京鼓楼医院集团建设始于1996年；江苏省人民医院集团于2004年成立；中大医院集团起步最晚，成立于2015年，但其成员单位数量目前在3家医联体中居于首位，这3家医院集团成员单位均遍及苏皖地区。3家医联体内部组建形式分为紧密型和松散型，由政府主导的划归集团所有的医院属于紧密型，医院人、财、物由集团统一管理，医院内部系统（Hospital Information System，HIS）相互连接，实现"总院门诊，分院手术、康复""按疾病分中心治疗康复"的模式，促进患者分流，提高医疗资源使用率；按自愿组合原则以技术纽带联系的成员医院属于松散型，医院人财物仍由成员单位管理，集团不干预，核心医院与成员单位的倾向各取所需的合作模式。上述3家医联体在诸多方面有所区别，以下进行简要叙述。

1. 江苏省人民医院集团

2004年，江苏省卫生厅批准江苏省人民医院、江苏省妇幼卫生保健中心和江苏省省级机关医院组建江苏省人民医院集团。江苏省人民医院作为医联体的核心，是集医疗、教学、科研于一体的三级甲等综合性医院。截至2017年底，江苏省人民医院医联体除最初的3家医院还包括14家县市级人民医院或中医院和15所社区卫生服务中心（站）。江苏省人民医院每年派出医务人员在医联体成员单位开展门诊、教学查房、手术示教、学术讲座、推广新技术新项目等工作。医联体构建了疑难复杂病患者上转、专家到基层医疗机构坐诊、患者康复回社区、优先接收支援单位的技术骨干进修培训、医疗品牌输出构建等机制，以促进成员单位提升医疗和管理质量，缓解基层看病难的问题。

2. 南京鼓楼医院集团

南京鼓楼医院集团由南京鼓楼医院、南京儿童医院、南京口腔医院、南京胸科医院4家单位发起成立。经历了8年的松散型集团的运行过程后，其于2005年7月经南京市政府正式批准为独立的事业法人单位，实行董事会领导下的行政负责制（郝秀兰，2007）。截至2017年底，医联体集团成员有17家医疗单位和27所中心卫生院及社会卫生服务中心。鼓楼医院向紧密型医联体成员派出管理团队担任业务副院长、科室主任等职务，植入鼓楼文化理念，直接参与医院层面的管理，帮助职能部门及临床科室等提升整体水平。下派专家到社区卫生服务中心等松散型医联体成员单位参加门诊、查房、带教工作，增强医院与社区卫生服务站连锁经营的整体医疗卫生服务体系。

3. 东南大学附属中大医院集团

中大医院集团成立于2015年8月，截至2017年底，已建立了以中大医院为总院，50家集团医院和12所社区卫生服务中心为成员单位的医疗联合体，成员单位涉及江苏、安徽两省的二级、三级医院、康复医院和基层医疗机构，同成员单位建立了49个紧密型合作科室、227个松散型合作科室。中大医院医联体建设之初就定位为非政府干预下的自愿组合，各成员单位之间平等互利、共同发展，以需求为导向、信息化为支撑、管理为手段、技术为纽带，各成员间坚持资源共享、优势互补、相互支持、分级医疗、共同发展，逐步实现区域医疗资源共享化、医疗技术集成化、医疗服务标准化、医院管理信息化。

上述3家医联体在成员数量、具体运营模式等方面有所区别。3家核心医院中南京鼓楼医院和中大医院设有专门的部门负责医联体工作，管理集中。江苏省人民医院的医联体工作则分属多个部门，且未有效区别"医联体"与"对口支援"。

（二）现状问题

虽然南京市的分级诊疗已实施多年，但医疗服务体系问题仍然突出，主要包括以下4个方面。

1. 医疗资源分布不够合理

理想的就医秩序是"正三角"，即基层医疗机构能够解决70%的常见病，二级、三级医疗机构解决20%的急重病，顶尖的医疗机构解决诊治10%的疑难重病（吉琳，

2000）。近年来，政府不断投入人力、物力、财力加强基层基本公共卫生项目建设，基层医疗机构的硬件设备虽有一定程度的改善，但是医疗资源仍过度集中在发达地区和城市的现象未得到有效缓解。大医院医疗资源量多质优，在薪酬待遇和职称晋升等方面存在诸多优势。杨莉（2022）等研究发现，南京市新老城区医疗资源数量与质量均差异较大，总体医疗资源配置空间分布极不均衡。新城区医疗资源配备相对滞后、难以满足居民生活需求，而高等级医疗机构未能够充分发挥辐射带动作用，医疗服务设施建设与常住人口空间分布不匹配。南京市作为省会城市，有省、部属医疗机构、市、区（县）属医疗机构、部队医疗机构等不同层次、不同部门管辖的医疗卫生机构，全行业互联互通的机制尚未建立，影响了对区域性医疗资源的合理配置。

2. 基层医疗机构形同虚设

尽管政府不断增加资金投入基层医疗卫生机构中，但基层医疗卫生机构缺乏民众信任和认可的现状并未得到有效解决。一方面，基层医务人员素质参差不齐，部分基层医务人员消极怠工；另一方面，无论在医疗人才方面还是在医疗资源方面，基层医疗机构相比于大医院都具有劣势。当居民遇到一般的健康问题时，基层医院虽有能力解决，却无人问津，而大医院却出现医疗资源紧俏的现象。

另外，学者 Zhang 等（2016）针对 2302 名中国医学生的调查结果显示，仅 19.1% 的医学生明确表示愿意毕业后到基层医疗机构工作，5.7% 的医学生不愿意到基层社区工作，41.5% 的医学生仅将到社区工作作为过渡，33.7% 的医学生将社区医疗机构工作作为备选项，来自农村的医学生比城市背景的医学生更愿意到社区医疗机构工作。可见，基层医疗机构并未得到年轻一代的有效重视。

3. 医疗服务体系尚不完善

《南京市医疗机构设置规划（2009—2015 年）》明确提出到 2015 年，南京市将形成医院与社区卫生服务机构间分工合理的分级医疗服务体系、覆盖全市的院前急救体系，公办与民营医疗机构合理竞争、互为补充，满足人民群众多层次、多样化的医疗服务需求，促进全面小康社会和现代化建设事业的发展。计划到 2015 年居民对社区卫生服务机构的门诊利用占到全市门诊总量的近 70%。但 2016 年的统计数据显示基层医疗机构诊疗人次仅占总诊疗人次的 37.0%，其中社区卫生服务中心（站）门诊人次占总门诊人次的 26.2%，与预定目标相去甚远。2011—2016 年向上级医院转诊人次数不到总诊疗人次的 5‰，上级医院向下转诊人次数不到 0.34‰（南京卫生年鉴编辑委员会，2017）。

此外，虽然南京市政府鼓励开办和发展民营医疗机构，但民营医疗机构数量却逐年增减，其中大多数都是小规模、低水平、竞争力低的机构，缺乏具有一定规模、具有影响力和具有专科特色的民营医疗卫生机构，多元化办医格局尚未真正形成。

4. 双向转诊机制不够完善

双向转诊包括向上转诊和向下转诊，分级诊疗的推进需要卫生、财政、医保等多个政府部门相互协调，除此之外，还涉及上下级医院的相关部门和患者个人及其家庭。中央政府虽然在部分城市开展了分诊医疗试点，但从目前探索的情况来看，实施分级诊疗所取得效果并不理想，各地普遍缺乏一个负责协调统一的部门（文学国 等，2015），上下级医院中没有专门负责转诊的部门及专职人员负责分级诊疗的协调统一，双向转诊通道不畅通。

各级、各类医疗机构对各自的功能定位不准确，各自为战，医院的各项医疗信息不与其他医院共享，未实现有效的互联互通，"信息孤岛"现象普遍存在。上下级医疗机构间缺乏科学、合理的分工协作机制。康复期患者和诊断明确、病情稳定的慢性病患者向下转诊渠道不畅，导致基层医疗机构资源的浪费；另外，推行分级诊疗尚缺乏实质性的政策措施和行之有效的监督考核办法，"急慢分治"的实施和监管都无从入手。大多数三级医院的住院部挤满康复期患者和慢性病患者，且这两类患者长期占床，病床周转率低，很少从三级医院及时转至基层医疗机构，使得那些急危重症和疑难杂症患者难以享受优质的医疗资源。

四、研究设计与研究发现

（一）研究对象的确定

通过中国知网、万方和维普等中文数据库以及 PubMed 与 Elsevier 等外文数据库期刊全文数据库回顾国内外有关利益相关者理论的文献，整理分级诊疗利益相关者后，咨询相关领域的专家，参考米切尔评分法（MITCHELL et al.，1997）、江若玫（2009）、孙自学（2017）等学者的研究方法对利益相关者进行综合评分，从而对利益相关者分类，明确关键利益相关者，并确定利益相关者与分级诊疗和利益相关者之间的关联。

研究于 2017 年 8 月 1 日至 2018 年 1 月 5 日咨询南京市卫生行政部门、上级医疗机构和基层医疗机构等机构中研究分级诊疗的 20 位专家，经一轮修改意见后，重新咨询并选取支持率超过 50% 的候选项为分级诊疗的核心利益相关者。

根据专家咨询的结果以及米切尔评分表，计算利益相关者的得分对不同利益相关者进行分类。得分结果显示核心利益相关者，分别是政府部门工作人员、上级医疗机构工作人员（包括二级医院、专科医院、三级医院）、公众（患者、患者家属、居民）、基层医疗机构工作人员和企业工作人员。

（二）研究工具

基于利益相关者的界定及分类结果，采用自行编制的问卷对核心利益相关者发放问卷进行调查，探讨核心利益相关者对分级诊疗的认知度、认可度、利益诉求及建议。

问卷搜集完毕后，采用 EpiData 3.0 进行数据双录入，确保数据录入的准确性，数据导出后采用 SPSS 24.0 进行数据分析。

（三）研究发现

1. 核心利益相关者对分级诊疗制度的认知度

调查结果显示，对分级诊疗制度的熟悉程度从高到低依次为政府部门工作人员、上级医疗机构工作人员、基层医疗机构工作人员、企业工作人员、公众。超过 50% 政府工作人员非常熟悉或熟悉分级诊疗，而在群众中这一比例仅为 8.52%。大多数政府部门工作人员、医疗机构工作人员均能正确选择分级诊疗定义，而在公众及企业工作人员中正确率均不到一半。政府部门工作人员中有 72.51% 的人通过上级主管部门培训或单位培训了解分级诊疗制度，上级医疗机构、基层医疗机构和企业的工作人员主要通过微博、微信公众号等移动自媒体，分别占 52.43%、38.74%、40.21%，公众主要通过基层医疗机构或其卫生技术人员了解分级诊疗，占 31.82%。值得一提的是，企业工作人员中没有人接受过上级主管部门或单位开展分级诊疗的专门培训。仅有政府工作人员对机构是否出台分级诊疗相关实施办法比较清楚，另外 4 类核心利益相关者中，大多数人对此均不清楚。

由上述结果可知，不同的利益相关者对分级诊疗制度的认知度差异较大。除政府工作人员外，其他核心利益相关者对分级诊疗的熟悉程度和认知度普遍较低，尤其公众和企业工作人员，针对这些核心利益相关者，需采取合适的方式进行宣传教育。

2. 核心利益相关者对分级诊疗制度的认可度

调查结果显示，核心利益相关者对分级诊疗的实施情况满意度较低，均不足30%，其中，政府部门的满意度最高，但也只有28.07%的人表示满意。对于实施分级诊疗必要性，认可程度依次为政府部门工作人（91.81%）、基层医疗机构工作人员（76.44%）、上级医疗机构工作人员（67.57%）、企业工作人员（46.03%）、公众（40.91%）。对于实施分级诊疗的必要性，政府部门、医疗机构和企业工作人员均认为分级诊疗有利于提高医疗资源使用效率和促进合理就医格局的形成，而大多数公众认为有利于缓解大医院的工作压力。对于没有必要实施分级诊疗者，政府部门和医疗机构工作人员大多数均认为基层医疗机构业务水平有待提高，不利于患者疾病的连续性治疗，而公众和企业工作人员大多认为是分级诊疗严重限制了患者的诊疗自主权，其次是因为基层医疗机构业务水平有待于提高，不利于患者疾病的连续性治疗。

尽管超过90%的公众到基层医疗机构的步行时间在30分钟以内，但仅有19.89%公众表示首选基层医疗机构，而在这部分人群中，已确诊的常见病、多发病患者占88.57%，有80%的人去基层医疗机构只为配药。由此可见，基层医疗机构功能正沦落为零售药店的功能，造成医疗资源的浪费。公众不愿意到基层医疗机构首诊主要是认为基层医疗技术水平低，自身没有基层首诊的习惯，并且基层检查设备不齐全。无论上级医疗机构还是基层医疗机构，都有多数工作人员认为基层医疗人才不足及硬件设施差是影响分级诊疗推进的因素。

由上述调查结果可知，需不断加强基层医疗人才培养，提高基层医疗机构诊疗水平，并加强宣传，改变公众长期以来的生病先去大医院就医的思维。

3. 核心利益相关者对分级诊疗制度的利益诉求

政府部门对分级诊疗的利益诉求根据关注度由高到低可以归纳为4类：一是医疗资源合理配置、就医秩序的有序性、医疗资源有效利用率；二是公众就医体验及满意度；三是医疗机构运营管理的合法性、合理性、医保资金使用可持续性；四是公共卫生服务职能。虽然政府部门对医疗卫生的投入逐年上升，但医疗资源分配仍相对不均衡，因此如何合理配置医疗资源，提高医疗资源的有效使用率，提升公众就医的实际体验，是统筹推进分级诊疗改革进入"深水区"的关键。

上级医疗机构工作人员对分级诊疗的利益诉求根据关注度由高到低可以归纳为4类：一是个人发展、获得尊重；二是促进基层医疗机构发展、缓解上级医疗机构压力、方便患者就医；三是促进上级医疗机构发展；四是工作环境、个人社会影响力提升。而基层医疗机构工作人员对分级诊疗的利益诉求根据关注度由高到低也可以归纳为 4 个方面：一是个人发展及待遇；二是方便患者、获得尊重；三是发展基层医疗机构业务及管理；四是工作环境、工作量及情感支持。由上可知，医疗机构工作人员对个人发展的诉求较高，目前的职称与薪资待遇又是直接挂钩的，虽然国家已经着手进行职称评审改革，但截至目前并没有取得预期的效果，因此要继续深化职称评审改革，在一定程度上满足其发展要求，让基层人才能够留在基层。

就公众而言，对分级诊疗的利益诉求根据关注度由高到低可以归纳为 5 类：一是医疗服务的安全性、高效性及自主选择权；二是医疗费用；三是就医体验、获得尊重；四是提升基层医疗服务能力；五是辅助性医疗卫生服务。调查结果显示，大部分公众不了解基层首诊和双向转诊制度，且认为分级诊疗制度严重限制了患者就医的自主选择权，认为基层医疗机构缺医少药，长期以来对基层医疗水平不信任，形成生病首先去大医院就医的习惯，导致到大医院人满为患，大医院门诊和住院就医等待时间长，医疗资源周转效率低下。因此，公众关注度最高的利益诉求是医疗服务的安全性、高效性和自主选择权。为了满足公众这一利益诉求，关键是需要不断地加强基层医疗机构医疗资源配置、提升基层医疗服务能力。

就企业工作人员而言，对分级诊疗的利益诉求根据关注度由高到低可以归纳为两大类：一是个人发展；二是政府政策支持及企业发展。调查结果显示，超过 70% 的企业工作人员认为企业参与分级诊疗的程度极低，大多数企业工作人员认为企业受分级诊疗政策的影响或对分级诊疗政策的影响程度一般或较低。针对企业工作人员的利益诉求，主管部门应积极组织企业学习分级诊疗相关政策，提高企业对分级诊疗的认知度，加强政策引导，调动企业参与分级诊疗的积极性，提高企业的参与度，从而能够在一定程度上满足企业工作人员的需求。

五、讨论

本研究运用米切尔评分表确定了分级诊疗的核心利益相关者包括政府部门工作人员（卫生行政部门、医保部门）、上级医疗机构工作人员、公众（患者、患者家属、居民）、基层医疗机构工作人员和企业。通过对核心利益相关者进行问卷调查发现，政府部门和医疗机构工作人员对分级诊疗的认知度比企业工作人员和公众高，企业工作人员和公众对分级诊疗的熟悉度不足 10%，各类核心利益相关者对分级诊疗实施的满意度普遍较低。政府部门最关注的是医疗资源合理配置、就医秩序的有序性、医疗资源有效利用率，医疗机构和企业工作人员最为关注的是个人发展，公众最为关注的是医疗服务的安全性、高效性及自主选择权。

虽然本研究发现上级医疗机构工作人员对分级诊疗的熟悉程度高于基层医疗机构，但无论上级医疗机构还是基层医疗机构的工作人员，多数都还是从微博、微信公众号等移动自媒体平台了解分级诊疗，参加卫生行政主管部门培训或单位培训的比例均不高。绝大多数公众对于分级诊疗的熟悉程度均较低，且通过医疗机构或其卫生技术人员了解分级诊疗的比例较高，其次是通过微博、微信公众号等移动自媒体平台。医患双方作为分级诊疗的重要参与者，在分级诊疗体系中占据重要的地位，陶士素（2020）对医务人员关于分级诊疗的认知研究发现，仅有 56.84% 医务人员比较了解医联体的双向转诊，与本研究对于分级诊疗的调查相契合。因此，如何有效提高医患双方对于分级诊疗的认知率，对于提升分级诊疗的实施水平具有重要的意义。另外，作为分级诊疗的核心利益者之一的企业工作人员对于分级诊疗的熟悉程度也较低，绝大多数人不熟悉分级诊疗，超过半数不清楚所在的机构是否就分级诊疗的相关内容开展过培训，而且调查人员中没有接受过相关的培训，对分级诊疗的认识大多是通过微博、微信公众号等移动自媒体平台。由以上可知，作为分级诊疗的核心利益相关者理应对关乎自身重大关系的政策、法律法规较为熟悉，但实际情况却与预期差别较大。因此，要针对性地开展相关的宣传教育工作，提升各类利益相关者对于分级诊疗的认知程度，让其清楚地了解分级诊疗会给自身及社会带来的收益，从而能够进一步开展高水平的改革措施，将分级诊疗的改革向"深水区"进一步推进。

结果表明，南京市分级诊疗实施效果并不令人满意，各类核心利益相关者对分级诊疗实施的满意度普遍较低。政府部门及医疗机构工作人员中的大部分人都认为有必要实施分级诊疗，而在公众和企业工作人员中超过半数的人认为没有必要实施分级诊疗。对于分级诊疗实施可能会带来的好处，如促进医疗资源合理配置、减轻患者负担、缓解大医院压力等方面，都也获得了各类核心利益相关者的赞同。关于基层医疗机构缺少医疗人才和检查设备与基层医疗机构业务水平较低不适合连续性治疗等问题各类核心利益者均表示同意。上下级医疗机构中虽有一定数量的转诊患者，但上级医疗机构下转的比例较小，基层医疗机构接上级转诊的数量偏少。另外，有超过 90% 的公众、政府和企业工作人员均认为分级诊疗严重限制了患者的诊疗自主权，可见分级诊疗的实施反倒被其认为是一种负面的政策。因此，为了使得分级诊疗实施发挥重要作用，必须要合理定位各级医疗机构的功能，不断提升基层的诊疗水平，从而落实分级诊疗的实施。

医联体的构建及众多的利益相关者来自不同的利益群体，其需求也各不相同，如果在医联体构建和运行过程中不能识别各类利益相关者，有效地管理其需求，可能会对医联体的构建和运行造成负面的影响（陈玲丽，2017）。研究结果显示，医疗机构工作人员对个人发展较为关切，相比于上级医疗机构，基层医疗机构在薪酬待遇、职称评审等方面处于劣势，医疗人才大多流向了大型医院，大医院越办越大的现象越来越普遍。企业工作人员对个人发展的利益诉求也较高，调查显示其对于分级诊疗的熟悉程度、认可度以及参与度等较低，存在较大提升空间。因此，在实施分级诊疗的过程中应充分考虑各类核心利益相关者的利益诉求，合理关切各方利益，不断完善分级诊疗实施的具体措施，将医疗改革的成功全民共享。

中国推进分级诊疗仍然任重道远。推进分级诊疗需要积极加强宣传教育，引导各类核心利益相关者积极参与，要合理定位不同级别医疗机构的功能，不断优化医疗资源配置，加快医疗信息化建设，提高医务人员社会地位和收入，构建共享医疗平台，提高医疗资源的使用效率。

（一）合理优化医疗资源配置

中国目前医疗资源分布不合理，过度集中在发达地区、大型综合性医疗机构，偏远地区、基层医疗机构资源短缺的现象并未得到有效缓解。因此，要对区域人口医疗资源分布进行合理规划，在充分考虑区域特点、分级诊疗、功能定位、群众需求的基础上，推动构建国家、省级、县域三级诊疗圈。通过政策支持引导和促进优质资源向基层、向偏远地区流动。国家级医学中心可由国家重点三级医院组成，承担国家临床重点专科建设，定位全国危重症和疑难杂症的诊疗服务，紧跟国际医学技术前沿，积极开展临床新技术新业务，做强核心专科，形成医院的特色品牌和核心竞争力，发挥重点学科优势。省级医学中心可由省级重点三级医院组成，构建省级专病中心和重点专科，负责省域内危重症和疑难杂症的诊疗服务，搭建省级与省级、省级与国家级、省级与县域级之间转诊通道。县域医学中心可由县域内龙头医院组成，发展县域重点专科、龙头学科，承担县域危急重症抢救、疑难杂症转诊工作。基层医疗机构要提供适宜的全科医生培训平台，加大在继续教育方面的投入，提高基层医务人员的专业技术水平，增加进修机会，积极开展多层次、多样化的全科医生理论和技能培训，使基层医务人员不断接受最新的全科医学理念。政府要不断加强对基层医疗机构软实力建设的投入，引导和鼓励基层医疗机构发展中医药、社区康复、慢性病、常见病、老年病等特色专科建设，鼓励发展康复护理病房，积极推进家庭医生制度（图1）。

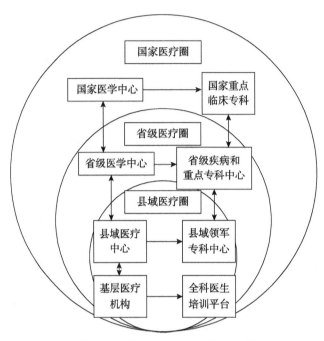

图1 基于功能的导向的三级医疗卫生服务圈

（二）加快医疗信息化网络建设

高效联通的医疗信息化网络可以打通上下级医疗机构间、不同区域间的医疗信息壁垒，实现医疗信息在不同级别的医院中传递，方便医生在开展转诊时能获得更为全面的患者疾病信息、检查结果等资料，提高诊疗效率。对于 HIS 的建设，政府要整合现有HIS，制定统一的标准和规范，以便医疗信息数据能够在各级各类医院中不受阻碍地流动，同时要提高医疗信息网络的安全性，保障医疗信息数据在不同医院间安全地流动。在硬件建设的同时要加强医疗信息化人才的培养，各级医院要对医疗人员进行医疗信息化教育，建立健全医疗信息人才培养机制；医学院校应加强医学信息专业授课，强化医学基础与信息技术，培养医学信息化储备人才（图2）。

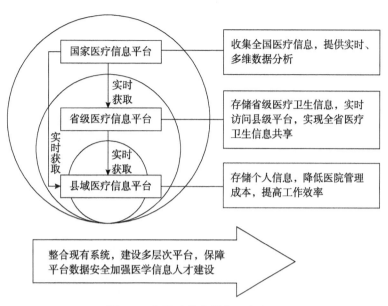

图2　三级医疗信息服务平台建设

（三）鼓励非公立医疗机构参与分级诊疗建设

在中国，公立医疗机构在医疗领域占主导地位，非公立医疗机构作为公众医疗选择的一种补充形式，理应可以为我国的卫生事业发展贡献出一份力量。但目前，分级诊疗政策对公立医疗机构有要求，对非公立医疗机构尚未有明确要求。随着中国市场经济的发展，非公立医疗机构数量增长迅速，但难于吸引和留住优质医疗人员，反而无论在医疗资源方面还是在薪酬待遇等方面，都与公立医疗机构存在较大的差距。非公立营利性医疗机构可以借助分级诊疗政策选择其市场定位，补全公立医疗机构科室布局缺项，加大妇科、儿科、医疗美容、健康体检、康复治疗等专科建设投入，布局基层医疗市场，提供更加便捷的、用户可及的、更加高端的改善型医疗服务，如24小时上门服务的家庭医生服务。虽然目前许多公立基层医疗机构推进居民签约家庭医生，但以基层全科医生数量和医疗服务质量，并不能做到及时上门服务。积极与公立医疗机构开展优势科室共建，积极推进非公立医疗机构参与分级诊疗，可以弥补政府投入不足的缺陷，改善基层医疗薄弱现状，为患者提供多层次服务（图3）。

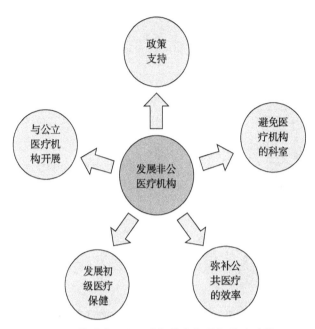

图 3　鼓励非公立医疗机构参与分级诊疗建设

（四）引导利益相关者共同参与分级诊疗

从本次研究涉及核心利益相关者的内容发现，政府部门和医疗机构工作人员对于分级诊疗的参与度、认知度较高，患者与企业工作人员对分级诊疗的认知度、参与度等较低。分级诊疗的实施离不开各利益相关者的参与，因此政府部门要重视对分级诊疗的宣传工作，除采取新闻联播、报纸等传统媒体宣传外，还可以通过多种新媒体渠道、集中组织学习、医疗机构工作人员宣讲、家庭医生上门宣讲等方式，提高公众和企业工作人员对分级诊疗的认知度和参与度。对于政府部门和医疗机构工作人员的分级诊疗宣传教育也不能忽视，也需要采取集中组织学习等方式，以进一步提高其对分级诊疗认知度与参与度。

疾病预防是疾病治疗的上一环节，在分级诊疗治疗疾病的环节公众和企业只能交给医疗机构，但在疾病预防环节，政府、医疗机构、公众和企业都应当积极参与。做好疾病预防工作，可以有效缓解医疗资源的使用压力，降低医疗费用，有利于促进分级诊疗的实施。政府部门要做好顶层设计，衔接好分级诊疗与疾病预防工作，要完善相关法律法规，明确各级政府部门、医疗机构、公众及相关企业的责任，加强宣传与监督工作，使预防工作有法可依。各级各类医疗机构应积极培养健康教育人才，向患者宣传疾病防治、健康生活习惯等知识，尤其家庭医生团队应在健康教育宣传中起到重要作用。企业要以此为契机，深入调研，找准市场，自主开发健康产品，积极同高校、科研院所开展合作，推进产品创新，并且积极参加公益活动以增加品牌知名度，引导公众健康生活，正确消费。公众应加强健康意识，主动养成健康的生活习惯，积极学习疾病预防知识，掌握一些常见病、慢性病的基本治疗常识，合理选择医疗机构就医（图4）。

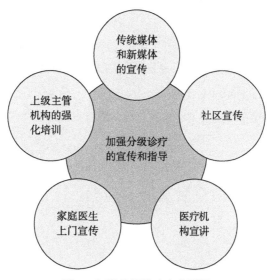

图4　加强分级诊疗宣传引导

参考文献

[1] MITCHELL R K, AGLE B R, WOOD D J. Toward a theory of stakeholder identification and salience：defining the principle of who and what really counts [J]. Academy of Management Review, 1997, 22（4）：853–886.

[2] WHO. The world health report 2000：Health systems：improving performance [EB/OL].（2000-06-14）[2023-06-27]. http：//fctc.who.int/publications/i/item/924156198X.

[3] ZHANG L, BOSSERT T, MAHAL A, et al. Attitudes towards primary care career in community health centers among medical students in China [J]. BMC Family Practice, 2016, 17（1）：75.

[4] 曹琦，崔兆涵. 我国医联体协同关系的构建和完善：制度约束和策略选择 [J]. 中国卫生政策研究，2021，14（6）：7-13.

[5] 陈玲丽. 医疗联合体核心利益相关者及其利益诉求研究 [D]. 遵义：遵义医学院，2017.

[6] 郝秀兰. 百年老院再铸新辉煌：访南京鼓楼医院丁义涛院长 [J]. 中国医院，2007（9）：34-36.

[7] 吉琳. 适应医疗市场需求 搞好结构调整 [J]. 中华医院管理杂志，2000（12）：16.

［8］江若玫，靳云汇.企业利益相关者理论与应用研究［M］.北京：北京大学出版社，2009.

［9］南京卫生年鉴编辑委员会.南京卫生年鉴（2017）［M］.南京：广陵出版社，2017.

［10］孙自学.区域纵向医疗联合体关键利益相关者分析及其系统模拟研究［D］.上海：第二军医大学，2017.

［11］陶士素.利益视角下医联体分级诊疗多元主体的认知差异研究［D］.南昌：江西中医药大学，2020.

［12］王冬，向国春.广东省医联体建设的理论逻辑与实践［M］.广州：广东人民出版社，2021.

［13］王永莲，杨善发，黄正林.利益相关者分析方法在卫生政策改革中的应用［J］.医学与哲学（人文社会医学版），2006（4）：23-25.

［14］文学国，房志武.中国医药卫生体制改革报告（2014—2015）［M］.北京：社会科学文献出版社，2015.

［15］杨莉，任海洋，王敏.南京市医疗资源空间分布均衡性与可达性研究［J］.信阳师范学院学报（自然科学版），2022，35（1）：63-71.